全民科学素养提升系列

可防可治

科学养护颈椎病

丛书总主编　翟　煦
本 册 主 编　唐国勤

西安交通大学出版社
XI'AN JIAOTONG UNIVERSITY PRESS

图书在版编目(CIP)数据

可防可治:科学养护颈椎病 / 唐国勤主编. — 西安 :西安交通大学出版社, 2022.6
ISBN 978-7-5693-2410-5

Ⅰ. ①可… Ⅱ. ①唐… Ⅲ. ①颈椎—脊椎病—防治—普及读物 Ⅳ. ①R681.5－49

中国版本图书馆 CIP 数据核字(2021)第 249416 号

书　　名　可防可治 科学养护颈椎病
丛书总主编　翟　煦
本 册 主 编　唐国勤
责 任 编 辑　赵文娟
责 任 校 对　张静静
装 帧 设 计　天之赋设计室

出 版 发 行　西安交通大学出版社
(西安市兴庆南路 1 号　邮政编码 710048)
网　　址　http://www.xjtupress.com
电　　话　(029)82668357 82667874(市场营销中心)
(029)82668315(总编办)
传　　真　(029)82668280
印　　刷　西安五星印刷有限公司

开　　本　720mm×1000mm　1/16　**印张**　7　**字数**　98 千字
版 次 印 次　2022 年 6 月第 1 版　2022 年 6 月第 1 次印刷
书　　号　ISBN 978-7-5693-2410-5
定　　价　49.00 元

如发现印装质量问题,请与本社市场营销中心联系、调换。
订购热线:(029)82665248　(029)82667874
投稿热线:(029)82668805

前言

FOREWORD

科学素质是国民素质的重要组成部分，是社会文明进步的基础。公民具备科学素质是指崇尚科学精神，树立科学思想，掌握基本科学方法，了解必要的科技知识，并具有应用其分析、判断事物和解决实际问题的能力。提升科学素质，对于公民树立科学的世界观和方法论，对于增强国家自主创新能力和文化软实力、建设社会主义现代化强国，具有十分重要的意义。

自《全民科学素质行动计划纲要（2006—2010—2020 年）》印发实施以来，我国全民科学素质建设取得了显著成绩，但也存在一些问题和不足，主要表现为科学素质总体水平偏低，城乡区域发展不平衡；科学精神弘扬不够，科学理性的社会氛围不够浓厚；科普有效供给不足、基层基础薄弱。为此，结合《全民科学素质行动规划纲要（2021—2035 年）》目标，我们围绕疾病领域的一些常见病、多发病，以及普通老百姓的接受能力和习惯编写了“全民科学素养提升系列”丛书。本套丛书包括《护胃行动 慢性胃病健康管理》《科学减糖 糖尿病健康管理》《科学降压 高血压病健康管理》《可防可治 科学养护颈椎病》《一片通途 脑血管病健康管理》。

颈椎病不是单纯的颈椎病症，而是一种临床综合征，是常见病、多发病。目前在全球范围内，颈椎病的患病率与发病率有所攀升。颈椎病好发于长期伏案工作的人，如财会、编辑、秘书、电脑操作人员等。颈椎病病程比较长，影响人们的健康及日常生活、工作。

本书从对颈椎病的认识谈起，主要介绍颈椎病的科学养生、饮食防治、合理运动以及中西医防治等方面的内容，内容全面，体例清晰，语言通俗，是一本适合大众阅读的健康教育科普类读物。

由于时间关系，本书难免有挂一漏万的可能，恳请广大读者批评指正。

唐国勤

2022 年 1 月

目录

CONTENTS

上篇　基础知识篇 …… 1

1　什么是颈椎 …… 1

2　颈椎有什么作用 …… 2

3　什么是颈椎病 …… 3

4　中医学如何认识颈椎病 …… 3

5　什么是颈型颈椎病 …… 3

6　什么是椎动脉型颈椎病 …… 4

7　什么是脊髓型颈椎病 …… 5

8　什么是神经根型颈椎病 …… 5

9　什么是交感神经型颈椎病 …… 5

10　颈椎病类型还有哪些 …… 6

11　颈型颈椎病有哪些常见症状 …… 6

12　椎动脉型颈椎病有哪些常见症状 …… 7

13　脊髓型颈椎病有哪些常见症状 …… 8

14　神经根型颈椎病有哪些常见症状 …… 9

15　交感型颈椎病有哪些症状 …… 10

16　什么是椎体骨刺 …… 11

17　什么是颈椎错位 …… 12

18 为什么会出现韧带钙化 …… 13
19 什么人易患颈椎病 …… 13
20 颈椎病与吸烟有关系吗 …… 14
21 颈椎病与饮食有关系吗 …… 14
22 颈椎病与衣着有关系吗 …… 15
23 颈椎病与环境、气候有关系吗 …… 15
24 颈椎病与枕头高度有关系吗 …… 16
25 颈椎病与外伤有关系吗 …… 16
26 颈椎病与炎症有关系吗 …… 17
27 颈椎病与骨质增生有关系吗 …… 17
28 驾驶时会发生哪些颈椎损伤 …… 18
29 青少年会得颈椎病吗 …… 19
30 颈椎病与落枕有关系吗 …… 20

中篇 诊断治疗篇 …… 21
1 颈椎病有什么治疗方法 …… 21
2 哪些颈椎病需要手术治疗 …… 22
3 颈椎病手术前应做哪些准备工作 …… 22
4 什么是颈椎病的非手术疗法 …… 23
5 哪些颈椎病可以使用非手术疗法 …… 24
6 如何用药物治疗颈椎病 …… 25
7 什么是颈椎病的脱水疗法 …… 26
8 什么是颈椎病的局部封闭疗法 …… 26
9 什么是颈椎病的髓核溶解术 …… 27
10 什么是颈椎病的穴位注射疗法 …… 27
11 什么是颈椎病的物理疗法 …… 28
12 离子导入疗法可以治疗颈椎病吗 …… 29

13 什么是颈椎病的辐射热疗法 …… 29
14 什么是颈椎病的超短波疗法 …… 31
15 什么是颈椎病的磁疗法 …… 32
16 什么是颈椎病的牵引疗法 …… 34
17 什么是颈椎病的自我牵引疗法 …… 35
18 落枕了怎么办 …… 36
19 怎样用推拿疗法治疗颈椎病 …… 36
20 怎样用点穴疗法治疗颈椎病 …… 38
21 怎样用针刺疗法治疗颈椎病 …… 39
22 怎样用耳穴疗法治疗颈椎病 …… 40
23 怎样用艾灸疗法治疗颈椎病 …… 42
24 怎样用拔罐疗法治疗颈椎病 …… 43
25 什么是颈椎病的贴敷疗法 …… 44
26 什么是颈椎病的热熨疗法 …… 45
27 什么是颈椎病的药浴疗法 …… 46

下篇 科学养护篇 …… 48
1 怎样预防颈椎病 …… 48
2 经常伏案工作的人怎样预防颈椎病 …… 50
3 颈椎病患者在自我调养方面要注意什么 …… 51
4 颈椎病患者在日常生活中要注意什么 …… 52
5 颈椎病患者怎样选择枕头 …… 53
6 颈椎病患者怎样选用颈围 …… 53
7 颈椎病患者手术后怎样进行康复训练 …… 55
8 颈椎病患者怎样预防猝倒 …… 56
9 颈椎病患者可以进行运动吗 …… 56
10 如何科学锻炼,防止颈部外伤 …… 57

11 怎样做颈部运动预防颈椎病 …… 58
12 颈椎病患者运动时要注意什么 …… 60
13 颈椎病患者如何进行良好姿势的训练 …… 61
14 低头工作时如何调整姿势 …… 62
15 颈椎病患者如何安排床铺 …… 62
16 为何说卧床休息对颈椎病急性期患者很重要 …… 63
17 颈椎病患者如何做自我保健操 …… 64
18 如何做五分钟健颈操 …… 65
19 中老年人如何做强化颈部肌肉操 …… 66
20 如何做颈部哑铃操 …… 67
21 如何做挺拉转颈操 …… 68
22 如何做行气舒颈操 …… 69
23 如何做强脊健骨操 …… 70
24 如何做坐式脊柱操 …… 71
25 如何做水中运动体操 …… 71
26 颈椎肥大患者适合做什么操 …… 72
27 如何伸颈防治颈椎病 …… 73
28 创伤后颈椎病患者如何恢复生活自理能力 …… 73
29 颈椎病患者如何做颈部功能训练 …… 74
30 颈椎病患者如何进行倒走和侧走锻炼 …… 75
31 赤足走、伸懒腰好处多 …… 76
32 长久伏案工作者如何做颈部放松运动 …… 76
33 颈椎病患者的饮食原则是什么 …… 77
34 颈椎病患者的适宜食疗方有哪些 …… 78

附录:颈椎病防治常用穴位表 …… 82

上篇 基础知识篇

1 什么是颈椎

颈椎是连接头部和胸腹部的桥梁。

颈椎是人体脊柱位于头以下、胸椎以上的部分，由 7 块椎骨组成，从上到下依次按第 1 颈椎到第 7 颈椎排列。颈椎的椎体较小，呈椭圆形的柱状体；与椎体相连的是椎弓，比较狭长，椎体在前，椎弓在后，二者共同形成近似椭圆的椎孔。每个椎体的椎孔相连就构成了椎管，脊髓在其中，颈部的脊髓分布有非常重要的神经中枢。颈椎后面的棘突是分叉的，但第 1 颈椎和第 7 颈椎除外，与脊柱其他部分有明显不同。同时，这 7 节颈椎的结构也不尽相同，第 1、第 2、第 7 颈椎的结构比较独特，它们的形状和结构与各自的功能密不可分。除第 1 颈椎和第 2 颈椎外，其他颈椎之间都夹有一个特殊的组织——椎间盘，加上第 7 颈椎和第 1 胸椎之间的椎间盘，颈椎共有 6 个椎间盘，这 6 个椎间盘直接关系到每个人颈椎的健康。

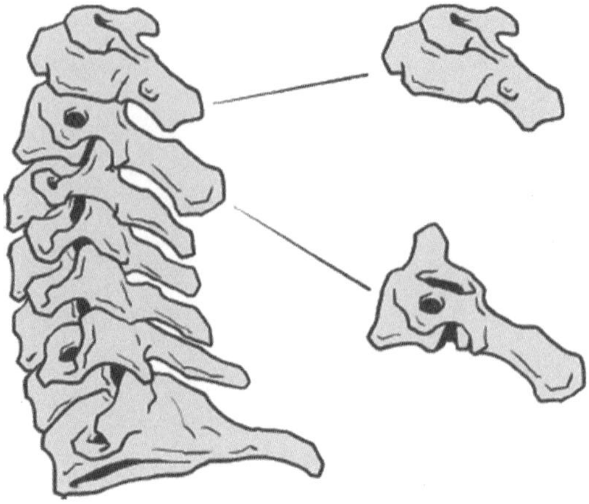

2 颈椎有什么作用

颈椎向上支撑头颅，向下连接背腰，作用十分重要。颈椎的功能主要包括三个方面。

一是支撑作用，第 1 颈椎与头颅的枕骨相连接，与下面几节一起支撑着头部和后背；

二是保护作用，颈椎椎体相互连接，构成神经、血管的通道，起着重要的保护作用；

三是运动杠杆作用，颈椎最上面两节是颈部活动的枢纽，帮助颈部屈伸和旋转，完成低头、仰头、左右转头的动作。

从结构和功能上来看，颈椎是脊柱椎骨中体积最小，但灵活性最大、活动频率最高、负重较大的节段；而且颈部的肌肉组织较脊柱其他部位，比如胸椎、腰椎等处，明显较为薄弱；更重要的是在颈椎如此狭小的空间内，还分布着对于人体生命活动十分重要的神经、血管等。因此，颈椎是人体易受伤害的一个部位。

3 什么是颈椎病

颈椎病，又称颈椎综合征，它是由于颈椎椎间盘、颈椎骨关节及其相关的肌肉、韧带、筋膜等发生的退行性改变及其继发改变，刺激或压迫了周围的脊髓神经、血管等，由此产生的颈、肩、上肢的一系列临床症状和体征的综合症候群。

按照目前临床上比较流行的分类方法一般可将颈椎病分为：颈型颈椎病、椎动脉型颈椎病、脊髓型颈椎病、神经根型颈椎病、交感神经型颈椎病、混合型颈椎病。

4 中医学如何认识颈椎病

中医学认为，颈椎病属于“痹证”“眩晕”等范畴，属本虚标实之证。本病多以肝肾不足、肾精及气血亏虚，骨体失养为本；以风寒湿邪侵袭，痹阻经络，气血瘀滞为标。《黄帝内经・素问・骨空论》曰：“风者，百病之始也”，风为阳邪，易袭阳位，侵袭阳经及腰背部。风邪侵袭经络，可致经络不通，气血瘀滞，造成头痛、颈项不适等。

5 什么是颈型颈椎病

颈型颈椎病在临床上极为常见，是早期的颈椎病，也是其他各型颈椎病共同的早期表现。颈型颈椎病以颈部症状为主，故又称局部型颈椎病，主要表现为颈项强直，头颈、肩臂疼痛和相应的肌肉广泛性压痛，活动受限。少数患者会出现肩及上肢麻木,并可触及痉挛的前斜角肌等。由于症状较轻,人们往往重视不够,所以颈型颈椎病常常反复发作而使病情加重,不少反复落枕的患者多属此型。

颈型颈椎病多因睡眠时枕头高度不合适或睡姿不当,颈椎转动超过自身的限度,或由于颈椎较长时间弯曲,一部分椎间盘组织逐渐移向伸侧,刺激神经根,从而引起疼痛。

6 什么是椎动脉型颈椎病

椎动脉型颈椎病是因椎动脉受刺激、压迫,造成以椎-基底动脉供血不足为主要症状的颈椎病,患者可有耳鸣、偏头痛、眩晕、猝倒等症状。发病年龄多在 50 ~ 80 岁,症状随年龄增长而加重。

在正常情况下,颈部活动不会引起什么症状。但在病理情况下,颈部活动(如转头等)可导致下列情况。

(1)一侧椎动脉的血运减少,致使该侧的椎动脉发生扭曲,使管腔变窄或完全闭塞;

(2)头颈部的过伸活动可以产生椎动脉的供血障碍,如有的患者会因拔牙、全身麻醉插管、扁桃体摘除和颈部手术而发病,或因交通事故而发病;

(3)对头颈部施加暴力的旋转手法或做某些特殊的转头动作,猛然过度转动头部时,都可导致椎动脉的损伤,而在有椎动脉硬化及患颈椎病时尤其如此;

(4)当患者患有颈椎畸形、颅底畸形时,其椎动脉也可伴有畸形,由于畸形的缘故,当患者头颈部活动时即可能引起供血不足的症状。

7 什么是脊髓型颈椎病

脊髓型颈椎病以慢性进行性四肢瘫痪为主要特征。如骨赘发生于颈椎椎体后方中央部位，或发生骨关节移位。患者主要出现脊髓受压或脊髓前动脉受压的表现，也可有神经根同时受压的混合表现。具体临床症状表现为早期双侧或单侧下肢麻木、疼痛、僵硬、发抖、无力，行走困难，继而双侧上肢发麻，握力减弱，容易掉落物品。

患者在上述症状加重时，可有便秘、排尿困难、尿潴留或尿失禁等症状，或卧床不起，也可并发头昏、目眩、吞咽困难、面部出汗等交感神经症状。

8 什么是神经根型颈椎病

神经根型颈椎病是中老年人的常见病、多发病，男性多于女性，其发病人数占颈椎病发病人数的一半以上。重体力劳动者较多见。神经根型颈椎病起病缓慢，有时可因一定程度的损伤而诱发；长时间低头也可诱发。临床上可单侧发病，也可双侧发病。它是由颈椎侧后方的突出物压迫或刺激颈神经根所引起。

神经根型颈椎病的主要症状是疼痛，多为绞痛、钝痛或灼痛，还可出现颈部功能障碍，影响工作和睡眠。

9 什么是交感神经型颈椎病

交感神经型颈椎病多发生在 40 岁以上的中老年人。年龄的增大、身体抗病能力的减退、颈部劳损、外伤或局部感受风寒湿邪，均可使颈椎间盘发生退行性改变或颈椎骨关节退变，引起旋转移位。颈部软组织慢性积累性劳损、炎症刺激或压迫颈部交感神经纤维，也可引起一系列反射性症状。

10 颈椎病类型还有哪些

· 混合型颈椎病

两种以上类型颈椎病同时存在时，如脊髓型颈椎病与神经根型颈椎病两者同时存在，便称为混合型颈椎病；神经根型颈椎病和椎动脉型颈椎病也可同时存在；也有脊髓型、神经根型与椎动脉型三者同时存在的混合型颈椎病。

· 颈椎创伤

颈椎创伤骨折或脱位治愈后，在外因和内因的作用下，颈椎骨关节发生退行性改变，骨关节错位，软组织损伤及炎症刺激会引起神经、血管等一系列病理变化。

11 颈型颈椎病有哪些常见症状

颈型颈椎病以青壮年发病居多，少数人可在 45 岁以后才首次发病。其主要表现为局部疼痛，颈部有不适感及活动受限等。

患者常诉说不知把头部放在什么位置好，症状常于晨起、劳累、姿势不正及寒冷刺激后突然加剧。患者早期可有头颈、肩背部疼痛，有时疼痛剧烈，不敢触碰颈肩部，触压则痛。约有半数患者头颈部不敢转动或歪向一侧，转动时往往和躯干一同转动。颈项部肌肉可有痉挛及明显的压痛。

患者急性期过后常常感到颈肩部和上背部酸痛。患者常自诉颈部易疲劳，不能持久看书、看电视等；有时可感到头痛、后枕部疼痛，或晨起后“脖子发紧”“发僵”，活动不灵，或活动时颈部出现响声，少数患者可出现短暂的反射性上肢和手部疼痛、胀麻。患者在活动时疼痛加剧，休息后可以缓解。

颈型颈椎病病程较长，可持续数月甚至数年，且常反复发作或时轻时重。颈型颈椎病实际上是颈椎病的最初阶段，此时也是治疗的最有利时机。

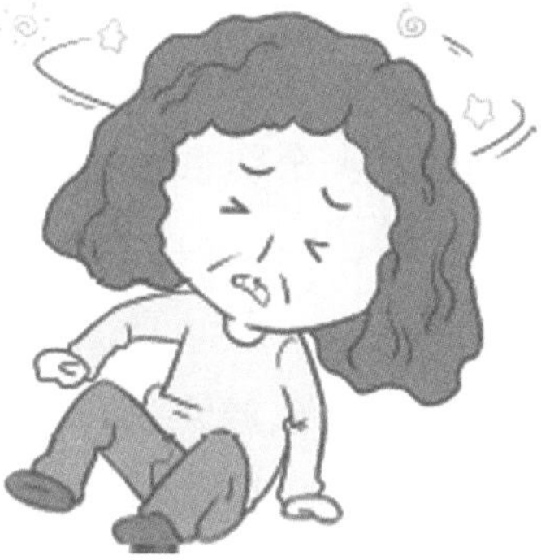

12 椎动脉型颈椎病有哪些常见症状

· **眩晕**

眩晕最为常见，几乎每个患者都有轻重不一的眩晕感觉，多伴有复视、眼球震颤、耳鸣、耳聋、恶心呕吐等症状。发作时患者头重脚轻，站立不稳，好像自身和周围景物都沿一定方向旋转；或感到自身和地面有移动、倾斜及摇摆感。患者常在头部活动时，如头向后仰、突然转头或反复左右转头时，发生眩晕或眩晕加重，严重者可发生晕倒或昏迷。有的患者只能向一侧转头，向另一侧转时就易导致眩晕发作，再转回时症状又可减轻。总之，头颈部活动和姿势改变会诱发或加重眩晕是本病的一个重要特点。

· **猝倒**

这是本型颈椎病特有的症状。有的患者在剧烈眩晕或颈部活动时，突然因四肢麻木、软弱无力而跌倒，但神志清楚，多能自己站起来。这种发作与头部突然活动或姿势改变有关。

· 头痛

头痛多呈发作性出现，可持续数分钟或数小时，甚至数日。疼痛往往在晨起、头部活动、乘车颠簸时出现或加重。疼痛多位于枕部、枕顶部或颞部，呈跳痛（搏动性痛）、灼痛或胀痛，可向耳后、面部、牙部、枕顶部，甚至眼眶区和鼻根部放射。发作时患者可有恶心、呕吐、出汗、流涎、心慌、憋气以及血压改变等自主神经功能紊乱的症状。个别患者发作时会伴有面部、硬腭、舌和咽部疼痛，麻木，刺痒或异物感等。

· 眼部症状

眼部症状有视物模糊、眼前闪光、暗点、暂时性视野缺损、视力减退、复视、幻视及失明等，这些主要是由大脑后动脉缺血所致。

· 延髓麻痹及其他颅神经症状

延髓麻痹及其他颅神经症状有语言不清，吞咽障碍，咽反射消失，喝水时呛水，软腭麻痹，声音嘶哑，伸舌障碍，眼肌及面肌抽动，以及面神经麻痹等。

· 感觉障碍

患者可有面部、口周、舌体、四肢或半身麻木，有的伴有针刺感、蚁行感，有的可有深感觉障碍。

从上述表现可见，本病的症状很多很杂，但仍可根据查体、X 线片和脑血流图等做出诊断。本型发作时患者眩晕严重，易发生猝倒，故发作时应以仰卧休息为宜，且应降低枕头高度，减少颈椎活动。此外，特别要防止猝倒造成新的损伤。

13 脊髓型颈椎病有哪些常见症状

脊髓型颈椎病的临床表现主要有以下几个方面。

· 脊髓双侧受压

其主要表现为缓慢进行性双下肢麻木、发冷、疼痛和行走不稳、步态笨拙、发抖、无力等。有患者诉说如“踩棉花感”，头重脚轻，摇摇欲倒。初期常呈间歇性，劳累、行走过久等可使症状加剧。少数患者偶尔可于猛然仰头时感到全身麻木，双腿发软，甚至摔倒。随着病程发展，症状可逐渐加剧并转为持续性，表现为卧床不起，甚至呼吸困难。膀胱、直肠括约肌症状也较常见，多表现为尿急、尿频、排尿无力、淋漓不尽和大便无力，个别患者有性功能障碍。少数患者有皮肤发木、蚁行感或胸腰部有束带感，出现胸闷、嗳气等。

· 脊髓单侧受压

脊髓单侧受压较双侧受压少见，患者主要表现为病变水平以下同侧肢体呈不全性痉挛性瘫痪，肌张力增强，肌力减弱，腱反射亢进，浅反射减弱，并出现病理反射；对侧肢体无运动障碍，但浅感觉减退，而且其上界也往往低于病变平面。另外，患者常常有颈部和患侧肩部疼痛，上肢无力，但这种疼痛无放射感，咳嗽、打喷嚏和用力时也不加重。

虽然脊髓型颈椎病较为严重，但发病率并不高，不是每位颈椎病患者都会发展为脊髓型颈椎病，况且，大多数脊髓型颈椎病也是可以治愈的。因此，患者不应过分忧虑。但发病期间要防止行走不稳而摔伤，卧床患者要经常翻身或做皮肤按摩，以防止形成褥疮。

14 神经根型颈椎病有哪些常见症状

· 疼痛

疼痛为神经根性病变的主要症状。急性期患者活动头颈部可以引起颈、肩、臂部疼痛，或呈上肢放射痛，常伴有手指麻木感，晚间疼痛加重，影响休息。急性发病的患者，需注意检查是否为颈椎间盘突出。慢性发病患者多感颈部或肩背部酸痛，或指端有麻木感。风寒及劳损可为发病的诱因，部分患者无明显诱因而逐渐发病。

· 上肢肌力减弱

肌力减弱为运动神经受损引起的症状。患者表现为持物费力，部分患者持物时物品易脱落。肢体骨骼肌由 2 根以上的神经共同支配，单独神经受损表现为轻度肌力减弱，主要的神经根受累可出现明显的运动功能障碍。

· 颈部发硬

颈椎病患者常有颈部发硬的症状。颈神经根受到刺激，可反射引起所支配的颈、肩部肌肉张力增高或痉挛。在急性期，检查多可见患者后颈部一侧或双侧肌肉紧张，局部有压痛。

· 患椎多有病理性移位

其表现为患椎横突向一侧后方旋转移位，压痛；对侧横突移向前方。在第 2 ~ 7 颈椎，患椎横突向一侧呈旋转和侧方移位，患侧有压痛；移位侧患部上一颈椎的下关节突隆起，关节囊肿胀、压痛。患侧颈肌紧张，移位对侧下一关节突关节有轻度压痛。

15 交感型颈椎病有哪些症状

· 五官症状

（1）眼部：有交感神经受刺激的症状，如眼球胀痛、畏光、流泪、视物模糊、视力减退、瞳孔扩大、眼睑无力、飞蚊症等；有交感神经麻痹症状，如眼球下陷、眼睑下垂、眼睛干涩、瞳孔缩小。

（2）鼻部：鼻咽部不适、疼痛、鼻塞或有异味感等。

（3）耳部：耳鸣、听力减退，甚至耳聋。

（4）咽喉部：可有咽喉部不适、发干、异物感、嗳气及牙痛等症状。

· 头面部症状

患者出现头痛、偏头痛、眩晕、枕部或颈后部疼痛，以及面部发热、充血、麻木等症状。

· 血管运动障碍

(1) 血管痉挛症状：肢体发凉、发绀、发木、疼痛、水肿。

(2) 血管扩张症状：指端发红、烧灼、疼痛、肿胀等。

· 神经营养及汗腺功能障碍

患者出现皮肤发绀、发凉、干燥、变薄、多汗或少汗，毛发过多，或毛发干枯、脱落，指甲干燥无光泽，以及营养不良性皮肤溃疡等。

· 心血管症状

患者出现心慌、心律不齐、心前区疼痛、阵发性心动过速、血压时高时低。

· 其他症状

患者可有恶心、嗳气、胃部不适、胃痛、大便溏泄或便秘、尿频、尿急、淋漓不尽，以及闭经等。不少患者还伴有失眠、多梦、心情烦躁、易于冲动等情志方面的症状。

16 什么是椎体骨刺

椎体骨刺是颈椎病的主要病理变化之一，也是放射科诊断颈椎病的重要依据。骨刺，亦有人称之为增生或骨赘，其形成的机制有如下几点。

(1) 椎间盘变性塌陷后，其上下两端椎体周围的韧带变得松弛。由于前后纵韧带松弛变性，已失去防止颈椎过度活动的能力，因此椎体的异常活动可刺激椎体边缘的骨膜，使新骨形成，而形成的骨赘。此种方式形成的骨赘，多见于慢性损伤。

(2) 急性外伤可使向四周突出的纤维环将椎体骨膜及前、后纵韧带推开，在其上、下、前、后形成四个间隙。间隙内可有血肿和渗出物，经过一定时间，血液及渗出物被吸收、钙化或骨化，而形成骨赘。据观察，此种方式形成的骨赘多伴有椎间隙的明显狭窄；骨赘形成的部位以变薄的椎间盘为中心，即狭窄的椎间隙上椎体下缘及下椎体上缘均有骨赘，其典型表现为相邻椎体骨赘方向相反，最后形成骨桥。临床上可将其诊断为陈旧性颈椎间盘病变。

(3)关节骨刺的形成是骨端的韧带本身受到过多的张力牵拉所致，故推断向四周膨隆的椎间盘组织推挤椎体周围的骨膜与韧带，使之受到张力牵拉，而形成骨赘。有专家认为这是椎间盘的应力推挤椎体周围的韧带和骨膜所致。

骨刺多发部位的顺序为：第5颈椎、第6颈椎、第7颈椎、第4颈椎、第3颈椎、第2颈椎、第1颈椎。骨刺形成的时间快则半年，慢则几年到十几年，一般为1年或2年。

17 什么是颈椎错位

颈椎错位指颈椎小关节囊内的微小移位，可造成颈部运动障碍。

颈椎错位的主要原因是头部长期处于某个固定位置造成的颈椎间关节机能障碍。日常生活中，睡觉时枕头过低或过高、观察事物注意力过于集中、工作中长时间保持一个固定姿势等都会造成颈椎错位。气候的突然变化，或者受寒气刺激，也可引起颈部肌肉痉挛，造成颈椎错位。颈椎错位能引起反射性头、肩、上肢等处疼痛、发酸、发胀，颈部运动障碍，局部肌肉有痉挛、发硬和压痛等症状。

颈椎错位时可用推、揉、拿等方法按摩软组织，解除肌肉痉挛。但注意不可着急，更不能粗暴用力按揉，这样会加重症状，而且要请专业的按摩师进行操作。

18 为什么会出现韧带钙化

项韧带为人体颈部重要的韧带，其强而有力，呈三角形，突出部位向下与寰椎后结节和下面六个颈椎棘突相连，以维持头部的直立体位，防止过度屈曲。

颈椎病患者颈部韧带发生退行性改变，加椎体失稳、颈椎生理曲度改变，可进一步加重其退行性改变，主要表现为项韧带钙化现象，早期表现为纤维增生或硬化，晚期因慢性长期刺激，而局部发生钙化甚至骨化。

韧带钙化可以在 X 线上发现，一旦出现项韧带钙化，可以预测其他韧带（如前韧带、后纵韧带等）也可能出现不同程度的钙化，造成对脊髓神经的刺激而产生严重后果。

19 什么人易患颈椎病

在现实生活中，每种工作的性质、劳动强度和某种姿势的持续时间是不相同的。颈椎病有特定的发病人群。

从发病年龄来看，中老年患者的发病率最高，据统计，颈椎退变的发病率在中年时约为 50%。中老年时期的变化首先是颈椎间盘的退变，髓核水分减少，弹性下降，纤维环纤维变性破裂，退变后的椎间盘很容易损伤而促使颈椎病的发生。其次为骨质增生，多发生在肌肉及韧带、关节囊等附着部位，在颈椎上多出现在关节突、钩突关节部及椎体的软骨缘。另外尚有韧带的退变，如黄韧带肥厚、前后纵韧带骨化、项韧带劳损钙化。

从职业因素来考虑，长期处于坐位，尤其是低头工作的人员，颈椎病的发病率尤其高。这类人员常常从事刺绣、缝纫、电脑操作、打字、编辑、雕刻、写作、绘图、仪表修理等工作。长期低头伏案工作，易造成颈后部的肌肉、韧带劳损，椎管的内外平衡紊乱，椎间盘受力不均，从而加速发病。同理，长期从事头颈部朝一个方向旋转工作的人，如射击运动员、教师、交通警察、纺织工等，亦易颈椎劳损，发生颈椎病。

随着科技的发展，伏案工作人员越来越多，颈椎病的发病率也呈增高趋势，并且发病人群向年轻化发展。临床上，年龄在 20 岁，甚至十几岁的颈椎病患者也能见到。因此，改善工作环境及调整工作姿势，做好颈椎病的预防，降低发病率，延迟发病年龄是目前一个很重要的研究课题。

20 颈椎病与吸烟有关系吗

吸烟是造成颈椎病的因素之一。

烟中的尼古丁等有害物质可导致毛细血管的痉挛，造成颈椎椎体血液供应降低，使椎间盘与上下锥体连接的软骨终板钙化，椎间盘的氧供应下降，废物增多，椎间盘中的酸碱度改变，最终使椎间盘代谢改变，发生退行性改变，引起椎间盘突出或颈椎病加重。同时，由于椎间盘退变过程产生大量炎症介质等物质刺激周围组织，从而加重了颈椎病患者的疼痛等症状。所以，颈椎病患者戒烟或减少吸烟量，对缓解症状、逐步康复意义重大。

21 颈椎病与饮食有关系吗

随着人们对颈椎病研究的不断深入，饮食与颈椎病的关系逐渐被越来越多的医生所重视。一些刺激性的食物可加重，甚至诱发颈椎病。

临床上发现，在颈椎病发作期，患者咽痛明显，而食用某些辛辣食品，则会加重咽痛。颈椎病患者早期，一般多属风寒入络，气滞血瘀，其治疗方法应采用祛风通络，理气化瘀，此时如果多食用补益之品，如鹿角、牛鞭等，必然致邪留经络，使病情迁延难愈；更有脊髓型颈椎病伴便秘、小便失畅等脾肾亏虚者，不但应忌辛辣、大温大燥之品，而且应忌生冷之品。

22 颈椎病与衣着有关系吗

颈椎病与衣着有一定的关系。颈椎病患者穿衣服，应以护颈保暖为原则。

有些青年女性喜欢穿低领衣衫，如遇风寒或在梅雨季节，空气湿度较高，或长时间处于风扇或空调环境下，极易使寒湿之邪直入颈部，使颈部肌肉痉挛，颈椎力学关系发生改变，椎间盘等软组织发生炎性水肿、退变而形成或诱发颈椎病。

23 颈椎病与环境、气候有关系吗

颈椎病常与风寒、潮湿等环境改变、季节气候变化有密切的关系。

风寒潮湿、寒冷刺激等因素，可引起皮肤、皮下组织、肌肉等血管收缩与舒张功能失调，血管痉挛、缺血，局部组织供血不足，代谢产物蓄积，组织水肿，纤维蛋白沉积、粘连等一系列变化。患者主观感觉有畏寒发凉，酸胀不适，久之因粘连引起肌肉僵直，关节活动受限，局部疼痛等症状。在环境、气候、温度突然变化时，症状极为明显。

井下作业的人员与地面工作人员比较，因井下湿潮寒冷的环境，其颈椎病发病率明显增高。

随着空调的普及率越来越高，使用空调而诱发颈椎病的情况也在不断增加。临床上有很多这样的病例，患者在梅雨季节处于空调直吹下低头工作，从而引起颈椎病发作。

24 颈椎病与枕头高度有关系吗

睡觉喜欢枕过高枕头的人不但不能“高枕无忧”，还易患颈椎病，其原因是睡眠中颈椎长时间处于过度屈伸或侧屈位，造成颈椎软组织疲劳，天长日久便可导致颈椎间隙改变。

保健专家认为，适宜的枕头高度应在 6 ~ 12 厘米，仰卧时颈椎前屈角应在 15° ~ 20°。

有的人喜欢用高枕头，否则就感觉头晕目眩、恶心呕吐，常被误认为是梅尼埃综合征，其实这类患者大多是因为颈椎有某些先天性结构异常。这类患者，应去医院做相关的辅助检查，以进一步明确病因。

25 颈椎病与外伤有关系吗

颈椎在脊柱中活动范围最大，承受头颅重力和活动的应力，若发生头颈部的碰撞、闪扭、挤压等外伤，常可造成不同类型的颈椎病。

12% ~ 20% 的颈椎病患者有急性外伤史，特别是颈椎骨折、脱位后，出血、水肿波及椎间孔，骨折碎片移位直接压迫神经根或脊髓，以及骨折后局部形成的骨痂刺激脊神经根或脊髓时，更易导致颈椎病。

各种原因导致的颈椎椎间盘损伤也是颈椎病发病的重要原因。青少年颈椎间盘张力很强，周围软组织代偿能力较好，外伤后血管、神经受压的表现不明显者较多。中老年人由于颈椎间盘和椎旁其他附属结构发生了退行性改变，代偿能力降低，血管、神经受压的症状则逐渐加重，从而导致颈椎病。

26 颈椎病与炎症有关系吗

颈椎病与炎症有关系。

患有急性扁桃腺炎、颈淋巴结炎、乳突炎等病的患者，可出现急性颈痛、活动不利，甚至有的会产生肌肉痉挛性斜颈。X 线片示有的患者颈椎呈半脱位状，可能是患侧肌肉的保护性反应，或炎症波及颈椎间关节囊，产生渗液，导致充血、颈椎周围韧带松弛钙化等病理改变，使颈椎失稳，从而导致颈椎病；有的患者存在先天性畸形，如颈椎横突肥大、颈肋、齿状突发育不良或缺如、隐性椎裂、自发性椎体融合等，会使相邻的椎体产生应力改变，加速了颈椎退行性改变，从而导致颈椎病。

27 颈椎病与骨质增生有关系吗

一般认为，骨质增生并非颈椎病的主因，但此二者有一定的关系。

骨质增生，可以说是一种常见的生理现象。据统计，40 岁以上的人有 45% ~50% 出现骨质增生，60 岁以后，80% 以上的人或多或少会出现骨质增生。随着年龄的增生，关节的软骨逐渐退化，细胞的弹性减小，骨关节在不知不觉中被磨损，尤其是活动度较大的颈、腰、膝关节。损伤的关节软骨没有血管供给营养时，就很难修复。这时，在关节软骨的周围，血液循环比较旺盛，就会出现代偿性软骨增生，即为骨质增生的前身。时间久了，增生的软骨又被钙化，这就是骨质增生，也叫骨刺。事实上只要骨刺逐渐适应了关节活动的需要，骨刺就不会再生长了。

颈椎病患者的 X 线片显示，颈椎可有不同程度的骨质增生或骨赘形成。

颈椎骨标本实体检测发现，常见增生部位在第 4 ~6 颈椎，以第 5 颈椎的增生率最高，达 83%，各部位增生率以钩突、椎体上下缘和关节突为最高，是因为颈椎屈伸活动时的应力集中于该部位，因而易发生劳损。

有部分患者由于某原因的长期存在，骨刺向椎骨内生长，形成临床上的脊髓型颈椎病，经手术确有不少治愈的病例，但是，手术难度大，周围软组织创伤大，整个手术存在风险，患者不易接受。即使手术成功，术后的护理、功能的恢复至少要半年，其术后 3 年复发率仍高达 25% 以上。因此手术治疗不是最好的方法，积极、有效的防治方法是早发现，早治疗，多选择几种有效的非手术方法。

28 驾驶时会发生哪些颈椎损伤

高速行驶中的突然刹车会造成颈椎病，我们常常称之为挥鞭样损伤。

乘车人在刹车瞬间发生屈曲性颈部损伤，使椎体后软组织，如棘间韧带、棘上韧带、项韧带、关节囊等断裂，有的可同时发生颈椎脱位或半脱位。因颈屈后又受反作用力的作用，可使脱位的关节又复位。此类患者除有颈后棘间、棘上韧带等损伤外，病程往往持久，出现颈后软组织增厚，肌肉增厚，肌肉痉挛，头颈转动不便，并常固定在一定位置上，颈后压痛，活动不当时还会出现一侧上肢闪电样疼痛或颈后剧痛。

另外一类情况是在颈椎慢性退变[如后纵韧带钙化(骨化)、黄韧带钙化(骨化)造成颈椎管狭窄]基础上，若再发生挥鞭样损伤，韧带骨化物犹如刀子一般割损脊髓，这种情况是挥鞭样损伤中最危险的一种，其后果就是脊髓发生切割损伤或挤压损伤，造成患者在一刹那间瘫痪。通过 MRI 检查可以清晰地看到脊髓被切割挤压的病灶处和伤后脊髓水肿。

29 青少年会得颈椎病吗

调查显示：青少年颈椎病患者正在增加。青少年颈椎病发病率明显上升，主要是由于学生学习紧张，长期伏案读书、写字，导致颈肩部肌肉疲劳。另外，伏案时姿势欠妥及每天背着沉重的书包会导致椎间隙发生炎症水肿，严重的也可造成颈椎间盘膨出。

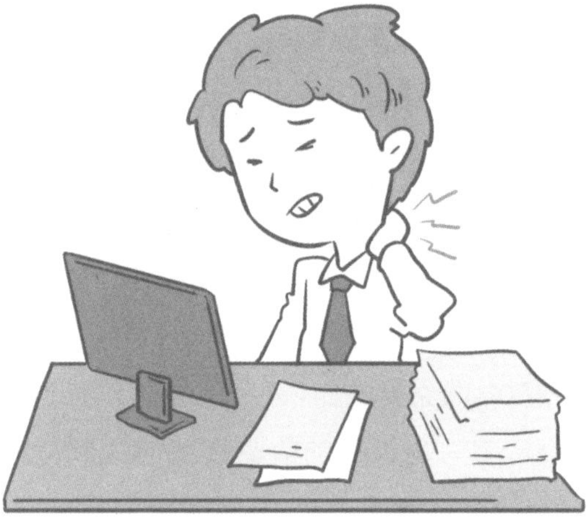

在被调查的青少年患者中，发病年龄多在 12～13 岁与 16～18 岁两个年龄段。其主要症状为颈肩疼痛、头痛、眩晕等。因颈椎病而引发脑供血不足、胃肠疾病等多种颈源性疾病的青少年也越来越多。

青少年患了颈椎病后，要注意劳逸结合，及时进行有效治疗，以避免产生不良后果。

30 颈椎病与落枕有关系吗

落枕常常是颈椎病的诱因，是颈部软组织劳损的原因之一。所谓落枕就是人在一觉醒来，出现颈部疼痛和活动受限。轻者起床做适当的颈部运动后，症状会逐渐消失；重者颈痛越来越重，并出现头昏、头痛、颈肩背痛、手臂麻痛，甚至出现心悸、胸闷等不适症状。

较多的落枕患者发病是缘于睡眠姿势不良，枕头过高或过低，枕头软硬程度不当。患者一般急性起病，通常临睡时尚无任何不适，但翌日晨起即感到明显的颈部疼痛、僵硬，头部向患侧倾斜、下颌转向对侧，颈部活动受限，向患侧转头时则疼痛加剧。严重时，症状可波及斜方肌和提肩胛肌等背部肌肉，造成肩背部肌肉痉挛，疼痛涉及上背部和上肢。局部皮肤外观无红肿，但触及患侧肌肉有紧张、发硬和明显压痛，可在患部触摸到因肌肉痉挛而产生的条索状组织。

落枕因为是单纯的肌肉痉挛，故较易恢复，轻者可 3 ~5 日内自愈；重者则有可能延续数周不愈，有的反复发作，甚至发展为颈椎病。因此，中老年人如果经常反复发生落枕，常为颈椎病的前驱症状，应及时就医。为了避免反复发作，当枕头不合适、睡眠姿势不当时，要及时采取措施，加以调整。同时，也应避免颈部扭伤等。

中篇

诊断治疗篇

1 颈椎病有什么治疗方法

颈椎病的症状虽然复杂，表现不一，但只要重视它，及时到医院检查并坚持治疗，是能够恢复的。随着医疗技术快速发展，疗效也越来越好。

目前，治疗颈椎病的治疗方法主要分为两大类：非手术治疗和手术治疗法。

对于大多数患者而言，非手术治疗是最佳的选择。通过非手术治疗，不但可获得较好疗效，而且花费少、痛苦小。非手术治疗方法种类有很多，这些方法大体可分为手法治疗、物理治疗（理疗）和药物治疗。我国多采用中西医结合的各种方法治疗颈椎病，这方面已经积累了很多成功的经验。

但对于少数重症患者，特别是那些神经、血管、脊髓受压症状进行性加重或者反复发作影响工作和生活者，则须选择手术治疗。如果诊断准确，手术适应证掌握恰当，手术时机成熟，一般说来，手术的成功率是较高的。因此，即使你选择手术治疗，也不必有太多顾虑。

在确定治疗方法前要到专业的医疗机构做各方面的检查，不可乱求医、乱用药。

2 哪些颈椎病需要手术治疗

颈椎病多采用非手术治疗，但是，当非手术治疗无效时，必须考虑手术治疗。具体如下。

脊髓性颈椎病，如有颈以下身体瘫痪，出现不同程度感觉和运动障碍，脊髓受压症状不断加重或突然加剧，必须尽快手术治疗。否则时间拖长，受压神经变性，恢复困难。

椎动脉型颈椎病，颈源性眩晕或猝倒症状反复发作，经血管造影明确椎动脉受压部位和程度，非手术疗法久治无效，可考虑手术。

极少数神经根型颈椎病，非手术疗法久治无效，受压神经定位准确，可酌情考虑手术治疗。

交感神经型颈椎病，手术效果较差，手术治疗应慎重。

颈椎病不大可能根治，故患者不必强求“快速”“根治”。

3 颈椎病手术前应做哪些准备工作

颈椎病手术难度较大，再加上颈部解剖关系特殊，术中易发生各种意外，因此术前做好充分的准备工作，对手术的成功至关重要。

(1) 严格选择手术适应证。对诊断不清、手术指征不明者，全身情况不佳、其他主要脏器有明显器质性病变不能耐受手术者，年迈体弱生活失去自理能力以及病程长、四肢肌肉广泛萎缩者，要禁忌手术。

(2) 对患者进行详细全面的体格检查，包括心电图、胸部 X 线片、肝肾功能、出凝血时间和血型检查，以排除主要脏器的其他疾患。了解患者对药物尤其是抗生素的过敏史。

(3)手术者及参加手术人员对手术方案要认真仔细了解，充分估计术中可能发生的意外及应采取的措施。选择好合适的麻醉及术前用药。术前当日禁食、禁水并排空小便。

(4)做好患者及其家人的思想工作，打消其对手术的恐惧心理，并愉快接受手术治疗。患者要了解自己的全身情况、疾病的严重性、手术必要性、手术方式及术中术后可能发生的问题，以密切配合，增强对手术的信心。

4 什么是颈椎病的非手术疗法

非手术疗法是颈椎病的最基本疗法，效果较好，包括如下方法。

(1)颈椎牵引。

(2)理疗、按摩等。

(3)针灸与药物治疗。

(4)休息与运动。

(5)采用围领、颈托等物理手段。

(6)自我治疗等。

这些方法能使颈椎病症状减轻、明显好转，甚至治愈，对早期颈椎病尤其如此。另外，非手术疗法还能为手术疗法打好基础。

颈椎是人体组织中结构最为巧妙的部位之一，由于其解剖位置和生理功能的特殊性，所以任何粗暴操作不仅无法达到预期效果，也容易发生意外、加速病变进程以至于不利于进行手术治疗。

对非手术疗法有以下要求。

(1)要有明确的目的，要根据患者分型分期的诊断确定治疗目的，而采取相应的措施。

(2)要有周密的计划，在挑选各种治疗方法时，要以措施越简单、收效越快的方法为首选，但对病情复杂的患者，需对其病情全面考查，一旦非手术疗法无效应尽早转为手术治疗。

(3)多种疗法并用，以起到相辅相成的作用。例如，各种活血化瘀及改善软骨状态的药物和常规自我治疗并用可增强疗效。

各种非手术疗法尽管无法解除脊神经根的主要压迫物，但可使局部水肿、渗出等症状减轻或消退，从而有利于手术操作，降低术中意外情况的发生。非手术疗法还是术后康复的主要措施。尽管手术对疗效起决定性作用，但如果没有非手术疗法作为术后康复的主要措施，仍可影响手术效果。因此，作为患者，不论采取哪一种手术方式，都必须充分认识到非手术疗法对颈椎病康复的重要性。

5 哪些颈椎病可以使用非手术疗法

目前，对于颈椎病所致的各种不同临床表现，虽然缺乏有效的方法使骨质增生逆转或抑制其发展，但对周围组织的变化，则可以应用各种医疗措施进行干预，使临床症状得以改善，有的甚至可以治愈。一般说来，多数病例应首先选用非手术疗法，因其既不需要特殊设备，患者又易于接受，对处于颈椎病早期的患者疗效也较好。

非手术疗法一般适用于以下情况。

(1)颈椎间盘突出症。

(2)神经根型、交感神经型和椎动脉型颈椎病。

(3)早期脊髓型颈椎病。

(4)年老体弱或心、肝、肾功能不良，不能耐受手术者。

(5)有严重神经症或精神失常兼有颈椎病者。

(6)不能确诊是否患颈椎病者或需要在治疗中观察者。

(7)处于手术后恢复期的颈椎病患者。

6 如何用药物治疗颈椎病

目前还没有治疗颈椎病的特效药物。一些药物的治疗属于对症治疗，可以使疼痛减轻，但不能从根本上解除病因。这些药物有下述几类。

· 非甾体类消炎镇痛药

这一类药物主要是针对神经根受到刺激引起的损伤性炎症，起到消炎镇痛的作用。主要药物有：阿司匹林、保泰松、吲哚美辛、奈普生、布洛芬、奇诺力、扶他林等，常用于颈痛、肩痛、上肢麻木的患者。

· 使肌肉松弛的药物

这类药可使肌肉的痉挛得到缓解，从而解除对脊髓、神经、血管的刺激。妙纳（盐酸乙哌立松片）就是这样的一种口服片剂。

· 镇静剂

镇静剂能减轻神经兴奋，也能使肌肉的紧张得到缓解，适于精神兴奋、紧张、激动的患者。

· 扩张血管药

这类药物有维脑路通注射液、尼莫通片、脑通片等。

· 神经营养药

这是对任何一种类型的颈椎病都有治疗意义的药物。常见的药物有 B 族维生素、谷维素、刺五加片、健脑合剂等。

· 中药热敷

常用祛风活血、通络止痛的中药，如当归、桂枝、红花、接骨木、路路通、川羌活等，置于颈部热敷。

· 外用剂型的药物

这一类药物对一些颈痛、僵硬等有一定疗效。比如波菲特液体药膜（布洛芬的外用剂型）、扶他林乳膏等，每天涂抹患处 3 ~ 5 次，可以起到消炎止痛的作用。

注意，颈椎病患者必须要在医生指导下用药，不可自行服药。

7 什么是颈椎病的脱水疗法

急性期有神经剧烈疼痛的颈椎病患者，可采用脱水疗法。神经根受到刺激或受压迫后即可发生水肿，神经根周围软组织也可因无菌性炎症而有水肿，加重对神经根的压迫。因此，颈椎病患者神经痛的症状常极为严重，尤其是在急性期。如果此时进行牵引或按摩治疗，往往会加重神经痛，故应先进行脱水疗法。常用的脱水药物有下列几种。

· **甘露醇**

此药为良好的渗透性脱水药物，注入静脉后只分布于细胞外液，故反跳现象轻微，绝大部分保持原有结构从尿液中排出，同时带出大量的水分。

· **50% 葡萄糖溶液**

此药亦为渗透性脱水剂，因其浓度高，可使组织脱水，但在体内易被氧化而作用不持久。本药可与其他脱水药物交替使用。

· **50% 甘油溶液**

大量口服甘油可产生渗透性脱水作用。甘油无毒性，但有时可引起恶心和腹胀。

8 什么是颈椎病的局部封闭疗法

由于颈椎病给患者带来疼痛，患者经常要用止痛药止痛，严重时也可以用封闭疗法来缓解疼痛症状。一般的封闭疗法是在穴位或局部压痛最明显处，用 1% 普鲁卡因 3 ~ 5 毫升注射，可减轻疼痛症状。

除了采用颈部穴位和痛点注射法外，目前某些医院还开展了椎体前外侧、椎间盘内和星状神经节的局部封闭法。星状神经节的封闭是将药液直接注入神经节处。一般2～5次为一疗程，每次间隔3～7天。封闭药液，除激素、普鲁卡因外，B族维生素、葡萄糖液、中药针剂等也较为常用，治疗效果一般较好。

9 什么是颈椎病的髓核溶解术

髓核溶解术最早用于治疗腰椎间盘突出症，后逐渐用于治疗颈椎病，尤其用于颈椎椎间盘突出的治疗。当患者用牵引、理疗、按摩等其他非手术方法治疗无效，但又不大适宜做手术时，可以在借助CT（电子计算机断层扫描）、MRI（核磁共振成像）等特殊检查明确诊断的前提下，选择性地应用这种治疗。

通常方法是在颈部常规消毒、麻醉下，用注射器直接将番木瓜凝乳蛋白酶注射到病变颈椎椎间盘内。由于番木瓜凝乳蛋白酶可消化髓核中的多肽蛋白原分子基质，导致髓核脱水、皱缩，从而减少或消除突出或脱出的椎间盘对神经根的刺激或压迫，从而达到治疗的目的。

髓核溶解术虽比较简单，但操作需要有一定的操作技巧，患者应选择正规的医院进行治疗。

10 什么是颈椎病的穴位注射疗法

在颈椎病早期或急性阶段，采用热疗、针灸、按摩、电疗、口服中西药，均可起到促进血液循环、消散炎症的作用。但是，反复发作转入慢性阶段后，产生了纤维变性增生，组织粘连、小血管闭塞、局部缺血或淤血，出现慢性疼痛、肢体麻木时，则迁延难治。

穴位注射疗法可调节氨基多糖代谢，促进增生的纤维组织吸收，解除粘连，使组织血管再生，改善循环，消除疼痛，疗效显著，远期效果好。

在肩胛内角区注射时，患者可出现向颈后和头后部、下颌区以及肩臂至手指的感觉传导。无论穴位还是压痛点区，它们都有病理反应性特征 、生理调节性特征和躯干的网点分布的特征。对穴位与压痛点的观察，将对穴位的解剖定位有重要意义。

中西医结合立足于躯体与内脏相关，并与代谢、功能、结构统一的整体观。临床观察发现，穴位注射疗法在解除颈肩痛的同时，还可减轻和治疗慢性咽炎、喉炎。其作用是调节代谢，从而进一步改善循环、消除炎症。

11 什么是颈椎病的物理疗法

物理疗法简称为理疗，是用物理因子进行疾病治疗的自然疗法。物理因子包括日光、大气、水、泥等天然物理因子和电、磁、声、光等人工物理因子。物理疗法应用这些物理因子作用于机体，借助于神经体液的作用，诱发全身性反应及颈椎局部反应，而发挥防病治病效果。

理疗对颈椎病有下述益处。

(1) 改善神经根、脊髓及颈部的血液供应和营养状态，加速神经根及其周围关节囊、韧带等软组织的炎症水肿的吸收。

(2) 改善颈部肌肉等软组织的血液循环，缓解颈部肌肉痉挛，恢复颈部肌肉平衡。

(3) 改善颈椎椎体功能。

(4) 延缓或减轻椎间关节、关节囊、韧带的钙化或骨化过程。

12 离子导入疗法可以治疗颈椎病吗

离子导入疗法可以用于治疗颈椎病，具有促进颈部血液循环，舒张血管，增加局部血流量，改善局部组织营养，减轻组织水肿和缺氧状态，减少疼痛，改善局部代谢，减轻炎性反应等作用。

离子导入疗法又称直流电离子导入疗法，是利用直流电将药物离子通过完整的皮肤或黏膜导入人体治疗疾病的一种物理疗法。

离子导入疗法使用时可选用衬垫法、水浴法等。

· 衬垫法

衬垫法最为常用，治疗时将用药液浸湿的药物衬垫直接置于治疗部位的皮肤上，在药垫上放置以水浸湿的布衬垫、金属电极板等。放置药垫的电极称为主电极，另一极为辅电极。主电极经导线与治疗机的一个输出端相连接（其极性必须与拟导入药物离子的极性相同），辅电极与治疗机的另一输出端相接。亦可将与阳极及阴极相连的衬垫都用药液浸湿，同时分别导入不同极性的药物离子。

· 水浴法

水浴法适用于前臂、小腿、手、足、指、趾等部位。治疗时将药液盛于水槽内，使治疗部位浸入水浴中，主电极置于水槽内壁，辅电极置于水槽的另一端或固定于身体的相应部位。

应用离子导入疗法的药物有碘化钾、普鲁卡因、冰醋酸、陈醋、威灵仙及草乌浸出液和一些自配中药制剂等。

13 什么是颈椎病的辐射热疗法

辐射热疗法又称红外线疗法，是利用热辐射作用治疗疾病的一种自然疗法。任何物体的温度高于绝对零度（-273.15℃）时，均可辐射出红外线。红外线是一种不可见光，因位于可见光谱红色光线之外而得名，物体吸收红外线后将被加热。

辐射热疗法常用的治疗设备为伴发可见光线的红外线辐射器（分立地式、台式、手提式）、不伴发可见光线的红外线辐射器等。

治疗方法有以下几种。

·全身或半身照射

本法多利用光热浴器进行。

·局部照射

本法可用伴可见光或不伴可见光的辐射器直接照射局部皮肤，对于深部组织病变以用伴可见光的辐射器为宜。治疗时皮肤应裸露，辐射器与皮肤间的距离一般为30~60厘米，距离的远近视辐射器的功率大小而定，功率大者距离远，反之则近。但不论功率大小均以患者有舒适的温热感为准。每次15~30分钟，一般每日1次，根据需要也可一日2次或3次。

·局部药物涂布配合红外线照射法

治疗时将需用的中、西药物酊剂、糊剂涂敷于局部皮肤上，然后再行红外线照射。

·红外线温针疗法

在针刺的基础上附加红外线照射。金属针是热的良导体，红外线的热能可经针传到经络穴位的深部。本法适用于各种宜行灸治的虚证、寒证。

·远红外线穴位照射法

本法应用特制的小型长波红外线辐射器，辐射头直径为2~3厘米。本法近似于灸法。

辐射热疗法治疗颈椎病的机制有以下方面。

（1）扩张血管，加快血流，改善血液循环和淋巴回流，加强组织营养，促进细胞再生，消除慢性炎症。

(2)降低肌肉的张力和神经的兴奋度,解除痉挛,从而缓解疼痛。

(3)减轻粘连,软化疤痕,促进与颈椎病有关的各种运动器官功能的恢复。

(4)促进吸收,减轻肿胀,促使组织内张力下降,达到镇痛的目的。

长波红外线可以透入角膜,短波红外线可达视网膜。因此,红外线可引起白内障和视网膜灼伤,使用时应注意保护眼睛,可用浸水的棉球或纱布盖于眼睛上面。照射时注意皮肤颜色的变化以防灼伤。

14 什么是颈椎病的超短波疗法

超短波疗法又称超高频电场疗法,是应用波长1～10米、频率30～300兆赫的高变电磁场治疗疾病的方法。超短波疗法常用的治疗设备为国产超短波治疗机,波长有6米、7米等几种。治疗颈椎病一般采用输出功率大的仪器。

超短波疗法治疗颈椎病的机制有以下方面。

(1)利用超短波机械振动的压力变化,可以增强细胞膜通透性,提高组织细胞代谢,促进骨痂生长,增强细胞的活力和再生能力。

(2)利用超短波的产热作用升高组织温度,可使组织充血,渗透性增高,加强组织细胞的生化反应,改善局部组织血液循环和营养,促进水肿吸收和炎症消散。

(3)超短波能加速或抑制生化反应,使很多酶活化,并使组织酸碱度发生变化,减轻炎症,降低神经兴奋性和传导速度,从而达到缓解或抑制疼痛的目的。

治疗前须将患者局部皮肤上的汗液、伤口或窦道内的渗出物和液体擦干,以免电场能量集中引起灼伤;对敏感器官、急性病变应给予小剂量;对慢性病变可给予较大剂量；应根据病变范围选择适合的电极，电极面积应稍大于病灶。关于体内金属异物问题，据动物实验和临床观察，小剂量治疗时均未发现灼伤。

15 什么是颈椎病的磁疗法

磁疗法是使用磁场作用于身体以治疗疾病的一种物理疗法，也是一种十分古老的自然疗法，古代中医文献中有不少关于磁疗法的论述，包括内服和敷贴等方法。

磁疗法的治疗设备有永磁材料制品、旋转磁疗机、磁颤摩机、电磁感应治疗机、磁水器等。磁疗的方法颇多，比较常用的有穴位磁疗法、磁按摩法、交变磁场疗法、磁电综合疗法、磁针疗法、磁水疗法等，分别简要介绍如下。

·静磁场疗法（静磁法）

静磁场疗法是将恒定不变的磁场块贴近体表进行治疗的方法。静磁法分直接敷磁法与间接敷磁法。

直接敷磁法：将磁片或磁球用胶布固定在选定的穴位或病灶上。可在多个穴位或病灶上多点进行，每隔 3～5 天检查或更换穴位（点）后继续贴敷。敷贴时用 S 极或 N 极贴接皮肤均可。

间接敷磁法：将多个磁片装置在金属带或布带上做成磁带，常用的有磁腕带、腰带、绷带、项链等。治疗时将磁带缚在体表穴位或病灶上，可整日或睡眠时佩戴。

·脉冲或脉动磁场法（动磁法）

动磁法是在静磁法基础上发展起来的治疗方法。直流电脉冲感应磁疗机、磁颤摩机等均可产生脉冲或电动磁场，其电极有南北之分，两极可在同一磁头，治疗时将磁头放置于局部进行。还有一种装置是两极分开一定距离，治疗时将肢体或躯干患部置于两极之间进行。磁极表面的磁场强度可以调节大小，视治疗的需要进行选择。每次治疗时间一般是15～30分钟。

· 交变磁场疗法

交变磁场疗法一般采用低频交变磁场，常用电磁感应机进行。治疗时选择适合的磁头放置在穴位或患部，磁头的表面磁场强度可以调节。每次治疗20～30分钟。治疗时磁头可发热，治疗时间较长时更明显，应注意防止烫伤。

· 磁电综合疗法

磁电综合疗法是指将某些低频电流或中频电流与静磁场联合应用。治疗方法同电疗法，只是用两个或多对电极，电极不是用铅板或金属板，而是用磁片代替。治疗时磁片电极接通电流，操作方法同各电疗法。

· 磁针疗法

本法指敷贴法与针灸的耳针或皮内针同时联合应用的治疗方法。将耳针或皮内针埋置妥当后，在针尾露出皮肤部分放置一磁片用胶布固定后，按敷贴法的操作方法治疗。

此外还有磁水疗法等。

磁疗法治疗颈椎病的机制，有关专家总结为以下几点。

(1) 镇痛作用：临床实践证明磁场有较好的镇痛作用，磁场作用可提高人体痛觉阈值，其镇痛作用可能由于磁场降低末梢神经的兴奋性及阻滞感觉神经的传导，改善局部血液循环，加快炎症渗出物的吸收，缓解神经末梢的压迫。

(2) 消肿作用：磁场对人体作用可使细胞膜的通透性增加，微循环得到改善，促进局部血液循环而起到消肿作用。

(3) 消炎作用：磁场对组织的生物物理和生物化学方面产生影响，可改善血液循环，促进新陈代谢，而起到消炎作用。

(4) 镇静作用：大量临床病例研究发现磁场对中枢神经系统有抑制作用，能改善睡眠状态，延长睡眠时间，缓解肌肉痉挛。

16 什么是颈椎病的牵引疗法

颈椎牵引疗法可治疗颈椎关节错位及椎体增生、退行性改变等，是颈椎病治疗中较为常用且疗效确切的一种治疗方法。

颈椎牵引按照牵引体位可分为坐位牵引和卧位牵引两种；按牵引时间可分间断牵引和持续牵引；按牵引重量可分小重量牵引和大重量牵引。一般患者常用的颈椎牵引为坐位小重量间断牵引和卧位小重量持续牵引两种。

牵引时将牵引带（枕颌带）套在患者的枕部和下颌部，再把枕颌带两端套在牵引弓的两端，以防止布带夹痛头部皮肤，系于牵引弓上的蜡绳通过头顶上方的滑轮改变牵引方向，便于悬挂重量。

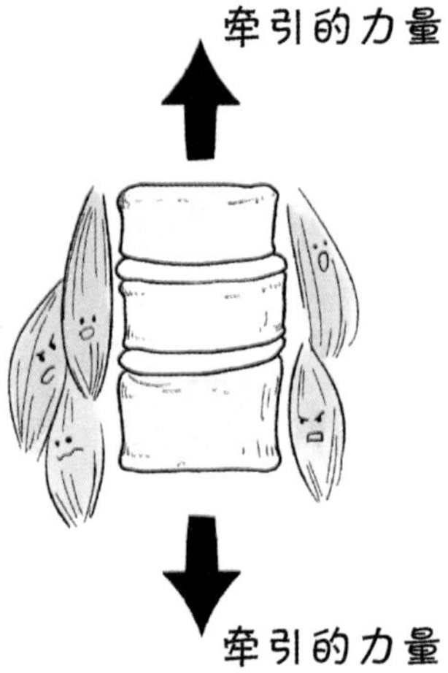

坐位牵引时患者端坐于牵引架下，双手置于膝盖上。卧位牵引时患者仰卧于床上，床头需要抬高 20～30 厘米，以防止患者向牵引方向移动。

间断牵引每日进行 1 次或 2 次，每次 60 分钟，适宜于病情较轻的患者，并适合于工作间隙时进行。

持续牵引采用仰卧位牵引，一般情况下以24小时连续牵引为好，也可每天牵引6～8小时，或白天牵引，晚上休息。持续牵引适宜于病情严重影响生活和工作的患者。

所谓小重量牵引是指牵引重量从2千克开始，逐渐增加牵引重量，一般不超过7～9千克。大重量牵引是指借颈椎牵引将患者悬空做快速间断牵引，操作要求较高，临床一般慎用。

17 什么是颈椎病的自我牵引疗法

自我牵引疗法是指在家庭、单位办公室、宿舍内进行的一种牵引方法。这种方法设备简单、安全，可自行操作，一般不会发生意外。自我牵引疗法可以使被牵引部位处于相对固定状态。牵引过程中，患者头部处于平衡状态，不仅运动幅度有限，而且其列线处于正常状态，不需要顾虑椎体间关节扭曲、松动或变位。

在牵引作用下，患处椎间隙逐渐被拉开至1～3毫米，有利于突出物回纳。早期轻型患者，往往可出现患处关节扭曲、旋转等各种异常情况，在牵引时，随着时间的延长，可逐渐恢复头颈部的生理曲线，但是骨关节已有的器质性改变则无法恢复。颈型与神经根型颈椎病患者，多伴有颈肌痉挛、疼痛和颈椎列线不正，通过自我牵引可使该组肌群逐渐放松，如果再辅以热敷则收效更好。随着椎间关节被牵开，两侧狭窄的椎间孔亦可以同时被牵开，从而可缓解其对神经根的压迫和刺激。

自我牵引疗法可使脑脊膜返回神经支，为根管内的血管支减压。自我牵引疗法可缓解由于颈椎局部松动与变位引起的早期椎动脉曲折、狭窄及痉挛等现象。

18 落枕了怎么办

落枕的治疗方法有很多。因为落枕是急性起病，仅为单纯性肌肉痉挛，本身有自愈的趋向。所以，只要及时采取治疗措施，症状是可以很快消失的。落枕的治疗方法主要有如下几种。

落枕的物理疗法主要为电兴奋疗法。治疗时，将一电极置于痛点，另一极置于其周围，电极间距 2 ~ 3 厘米。治疗后，患者做头部运动数分钟，每日 1 次或 2 次，数日即可痊愈。

落枕亦可用局部照射、局部磁疗法及局部热敷法治疗。

此外，落枕也可用针灸疗法。取患侧悬钟穴，用强度刺激手法；或局部取大柱、肩中俞穴，中、强度刺激，针后加灸，每日 1 次，2 ~ 3 次即可痊愈。

用 1% 普鲁卡因 5 毫升做痛点封闭，也可使症状消失或缓解。

19 怎样用推拿疗法治疗颈椎病

推拿疗法为临床治疗神经根型、脊髓型、椎动脉型颈椎病的有效的自然疗法。对于不同类型的颈椎病，其推拿疗法的具体操作方法如下。

· **神经根型颈椎病**

手法：点拨、滚、按、揉、摇、拔伸。

部位及取穴：以患侧颈项肩背及上肢为主，取肩中俞、秉风、曲垣、天宗、手三里、大杼、风池、尺泽、合谷、内关、外关。

操作手法：患者取坐位或卧位，施术者先用滚、揉、按法顺肌纤维对痉挛肌肉进行放松，注意用力的方向要与肌纤维平行，并随肌纤维走向而改变，然后用接触面小的点拨法对准压痛点进行拨动，消除压痛点，再从点到面进行按摩治疗。

· **脊髓型颈椎病**

手法:滚、按、揉、摇、搓、点、拿、抖。

部位及取穴:以上肢、下肢、颈及腰臀部为主,取风池、风府、肩中俞、肩外俞、秉风、天宗、曲池、手三里、尺泽、少海、极泉、大椎、大杼、合谷、内关、臀中、环跳、风市、阳陵泉、足三里、三阴交、解溪、涌泉、腰阳关、命门、肾俞。

操作手法:患者取坐位,施术者采用滚、按、摇、点、拿、抖法,先在上肢进行治疗,以放松上肢肌肉,解除痉挛,活血通络;患者俯卧,施术者再用滚、揉、搓、抖、点、拿法施于下肢,放松下肢肌肉,解除痉挛,然后用摇、扳及拔伸法活动四肢关节。

· **椎动脉型颈椎病**

手法:五指拿、推、揉、按、抹、滚、点、拿。

部位及取穴:以头部颈项及上肢为主,取百会、头维、风池、风府、印堂、太阳、攒竹、率谷、丝竹空、神庭、山根、肩井、肩中俞、天宗、肩内俞、手三里、尺泽、内关、合谷。

操作手法:患者取坐位,施术者先用五指拿、推、抹、揉、按法施于头颈督脉及太阳经、少阳经诸穴,从头及面部用推、抹、揉治疗,再用滚、按、点、拿法于颈部及上肢治疗,促进椎动脉血液循环。

· **颈部软组织型**

手法:滚、推、点、按、揉、拿、搓。

部位及取穴:以颈项部为主,取风池、风府、大椎、肩井、肩中俞、秉风、天宗。

操作手法:患者取坐位,施术者先用滚法施于颈项、肩及上背部,再用推、点、拿、按、揉法施于颈项压痛点处,放松颈、肩、背部肌肉,解除痉挛,最后用双手搓法施于颈部,以舒筋活血,解除疼痛。

20 怎样用点穴疗法治疗颈椎病

点穴疗法是患者用自己的双手在颈肩及全身的某些穴位上进行点、按、压、揉、叩、推、拿等手法进行自我治病的方法。点穴疗法对颈椎病患者有一定的治疗作用。具体方法如下。

揉睛明(20～30次),摩眼眶(从睛明穴向下,沿眼周摩10圈),按印堂(30次),揉太阳(20～30次),分推前额(10～20遍),推迎香(沿鼻两侧上推10～20次),揉耳捏耳(30～40次),推听宫(中指在耳前、食指在耳后,反复上推20～30次),指击头部(两手十指微屈,叩击头部40～50次),揉百会(30～50次),上推面颊(20～30次),弹风池(两手掌抱于头后,掌心盖耳,食指重叠于中指之上,并反复滑下,弹风池21次,使耳内听到"咚咚"响声,也称鸣天鼓),揉擦大椎及肺俞(各20次),拿按肩井及肩□(各20～30次),按揉尺泽、手三里(各20次),对拿外关及合谷(各20次),捻抹手指(每指3遍),擦上肢(内外侧各5～7遍),下肢还须拿按血海、阴陵泉、阳陵泉、足三里、承山、三阴交(各20～30次),掌击下肢、搓下肢(各7～10次)。

颈椎病康复用点穴疗法除按以上常规循经点穴外,还可对局部疼痛敏感点进行重点点按。此外,还有上病下治的点穴法,如颈型颈椎病,可点承山穴,具体操作简介如下:用一手拇指或中指指腹按、点、振承山穴,另一手沿膀胱经轻捶引导感传(往往向大腿传导),以局部产生酸、胀、痛感并能忍受为度,同时由慢到快、幅度由小到大活动颈部。治疗8～10分钟,症状通常可明显减轻。一般先治健侧。加点按患者风池、肩井等穴4分钟。一般3～8次可见效,轻症可1次治愈。

点穴疗法是根据中医经络学说的理论确立的,其理论指导与针灸疗法基本相同。此法疗效较好,方法简便安全,便于患者接受。

中医认为人体一旦有所损伤，经络气血循行则受阻，因而在经络通路上便出现异常敏感点，即压痛点。运用不同的手法按压痛点，则能通调经络，调和气血，从而达到治病的目的。故施术者必须熟悉经络的循行路线和穴位的主治作用，才能将手法运用自如。故患者一定要前往正规的中医诊所，请专业的中医医师进行治疗。

颈椎病防治常用穴位表详见附录。

21 怎样用针刺疗法治疗颈椎病

针刺疗法用于治疗颈椎病，多采用循经取穴、局部取穴与经外奇穴相结合，可消除或减轻颈椎病所引起的头痛、头晕、颈部酸痛、活动不便、耳鸣、上肢麻木及神经功能障碍等症状。各型颈椎病使用针刺疗法时，选取的穴位如下。

· 颈型颈椎病

风池、大椎、天柱、玉枕、大杼等（以上穴位采用补的手法）；肩井、颈椎夹脊、手三里、合谷、列缺等（以上穴位采用泻的手法）。

· 脊髓型颈椎病

百会、风池、后顶、足三里等（以上穴位采用补的手法）；委中、后溪、大椎、涌泉等（以上穴位采用泻的手法）。

· 椎动脉型颈椎病

大椎、风池、大杼、足三里等（以上穴位采用补的手法）；玉枕、丰隆、合谷、颈椎夹脊等（以上穴位采用泻的手法）。

· 神经根型颈椎病

大椎、风池、阳陵泉、大杼等（以上穴位采用补的手法）；肩髃、合谷、手三里、委中等（以上穴位采用泻的手法）。

·交感神经型颈椎病

风府、风池、内关、列缺等（以上穴位采用补的手法）；颈椎夹脊、大椎、后顶、合谷、涌泉等（以上穴位采用泻的手法）。

·混合型颈椎病

混合型颈椎病可分别参考以上各类型颈椎病所选的穴位进行处方配穴。

相关穴位的定位及治法详见附录。

22 怎样用耳穴疗法治疗颈椎病

用耳穴来诊断颈椎病是通过望诊，并根据耳穴压痛和触摸方法进行的。通过望诊可发现颈椎病患者耳穴中的颈椎处呈结节状或珠状、条索状或高低不平的隆起，有症状时呈点状红晕或有暗红色的色泽改变。部分患者呈片状增厚，边缘红晕。根据其反应部位可区别颈椎病的病变部位。触诊时可触及结节状或珠状、条索状物，有明显压痛。一般说来，神经根型颈椎病以反应区出现结节、压痛多见，椎动脉型颈椎病以反应区出现潮红隆起或条索状物为主要特征，脊髓型颈椎病以褐色、质硬隆起为特征。

耳穴疗法目前常用的是压豆法，即选用质地坚硬而光滑的小药粒（如王不留行籽、六神丸等）治疗。治疗时，先用酒精消毒皮肤，找准穴位，用贴有胶布的贴压物贴敷穴位，并按压数分钟，待耳郭有发热、发胀、放散等类似针感时即可。贴压期间每日自行按压2或3次，每次1～2分钟，5天更换一次。常选的穴位有枕、脑、肾、脑干、交感、内分泌、肾上腺、神门、颈椎穴。

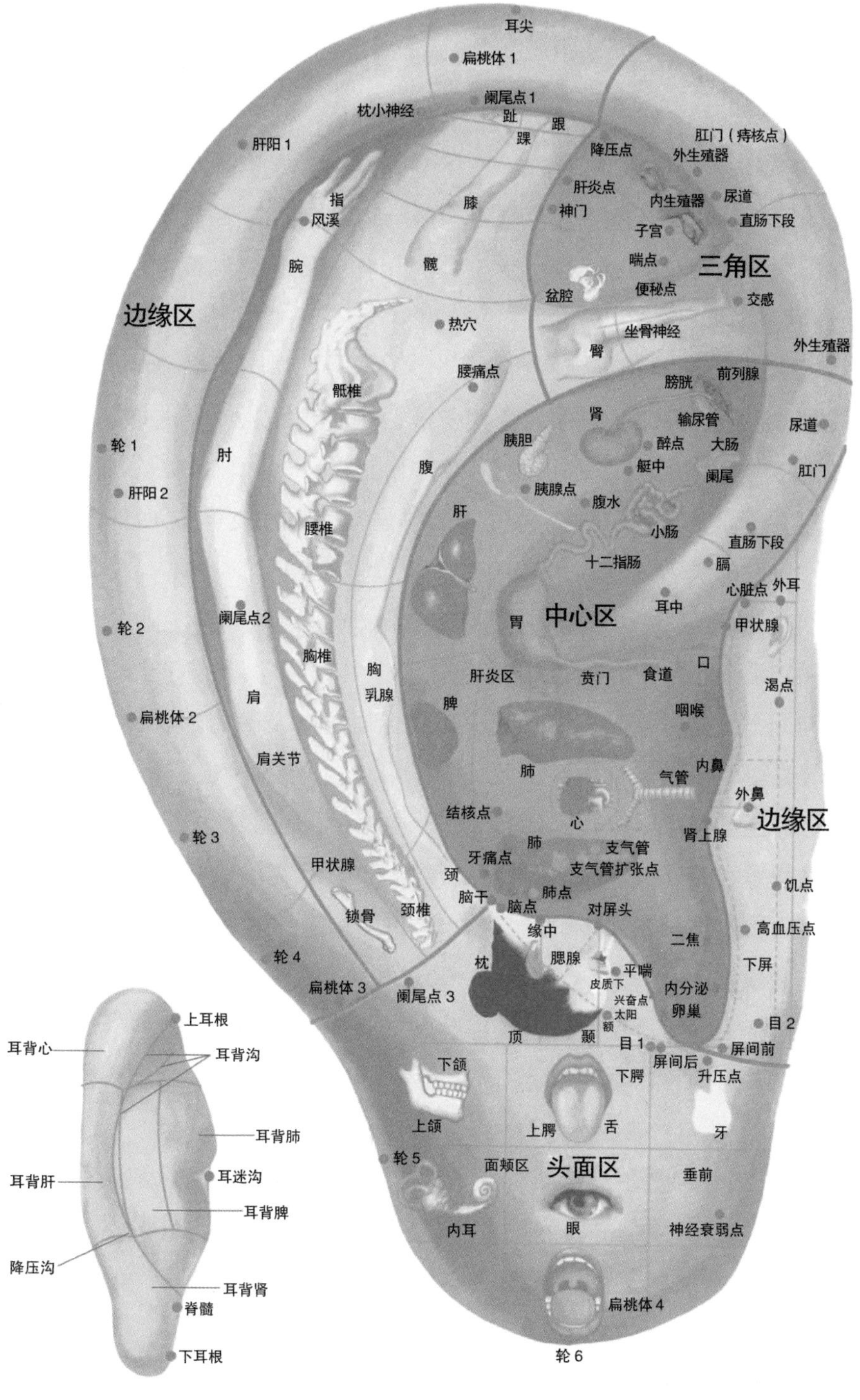
耳尖
扁桃体 1
阑尾点 1
枕小神经
趾
跟
踝
肝阳 1
肛门（痔核点）
降压点
外生殖器
肝炎点
指
内生殖器
尿道
膝
神门
风溪
直肠下段
子宫
腕
髋
喘点
三角区
盆腔
便秘点
交感
边缘区
热穴
坐骨神经
臀
外生殖器
腰痛点
膀胱
前列腺
骶椎
肾
输尿管
尿道
轮 1
胰胆
醉点
大肠
肘
腹
艇中
肛门
阑尾
肝阳 2
胰腺点
腹水
肝
腰椎
小肠
直肠下段
十二指肠
膈
心脏点
外耳
耳中
阑尾点2
胃
中心区
轮 2
甲状腺
胸椎
胸
口
肝炎区
贲门
食道
渴点
肩
乳腺
脾
咽喉
扁桃体 2
肺
内鼻
肩关节
气管
外鼻
结核点
心
边缘区
轮 3
肾上腺
肺
支气管
牙痛点
甲状腺
支气管扩张点
颈
饥点
脑干
肺点
颈椎
脑点
对屏头
锁骨
缘中
高血压点
轮 4
二焦
枕
腮腺
下屏
平喘
皮质下
扁桃体 3
阑尾点 3
兴奋点
内分泌
太阳
卵巢
额
上耳根
颞
目 2
耳背心
顶
目 1
屏间前
耳背沟
下颌
屏间后
下腭
升压点
耳背肺
上颌
上腭
舌
牙
耳背肝
耳迷沟
轮 5
面颊区
头面区
垂前
耳背脾
内耳
眼
神经衰弱点
降压沟
耳背肾
脊髓
扁桃体 4
下耳根
轮 6

23 怎样用艾灸疗法治疗颈椎病

艾灸疗法是借助艾叶的药理作用及燃烧时火的热力，给人体以温热刺激，作用于相关经络及腧穴起到强身健体、治疗疾病的目的，是一种外治的自然疗法，可单独治疗某些疾病，多与针刺疗法相配合，针、灸并用，治疗多种疾病。

艾灸疗法用于治疗疾病的历史十分悠久，最初是运用燃烧的树枝来熏灼身体的一定部位，后来才发展为选用艾绒，并逐步形成了如今的艾灸疗法。

艾灸疗法治疗颈椎病的机制有以下几点。

（1）温经散寒，舒筋活络：通过艾灸的温热刺激和艾叶的散寒功效，达到温经通络，散寒除湿，舒筋活络的作用。

（2）活血祛痹，温通经络：通过艾灸的热力和药理作用，刺激颈部及相关穴位，起到活血化瘀、祛痹通经的作用。

（3）行气止痛，改善症状：通过艾灸的芳香气味及药力，起到行气消瘀，缓解或消除疼痛，改善颈椎病自觉症状的作用。

取穴：主穴有颈椎夹脊穴（奇穴）、压痛点（阿是穴）、大椎、肩髃、曲池、足三里、大杼等；配穴可选治疗颈椎病的常用穴位（详见附录）。

方法：每次选用主穴3个、配穴3个，将艾条的一端燃着，先靠近穴位的皮肤，然后慢慢抬高，直到患者既有温热感，又比较舒服时便固定在这一位置，连续熏灸5～10分钟，至穴位局部皮肤发红为度，每天灸1次，10天为一个疗程；也可循经络走行灸治，一般每次15～20分钟，每天1次，10天为一个疗程。

艾灸的另一种常用方法是隔姜灸：取艾绒捏制成圆锥状，放在生姜片上点燃，吹去明火，灸于痛点或穴位上，每处1～3壮，每次灸2或3处。

注意勿让燃烧的艾条或艾绒及残灰掉落在皮肤及衣服、床单上，以免发生烫伤或引发火灾。

24 怎样用拔罐疗法治疗颈椎病

拔罐疗法是以罐为工具，借热力排除罐内空气，使罐中形成负压，吸附在体表皮肤部位，造成局部充血、瘀血以治疗某些疾病的一种疗法。

治疗颈椎病可采用拔火罐、拔药罐、竹罐法等。

· **拔火罐**

取穴：大椎、肩井、大杼、颈椎夹脊（经外奇穴）。

治法：每次选用3穴，然后拔火罐，留罐7～8分钟，使局部皮肤出现瘀血或充血，每日1次，10次为一个疗程。

· **拔药罐**

取穴：大椎、肩髃、风门、颈椎夹脊（经外奇穴）。

治法：将竹罐置于煮沸的活血化瘀中草药的锅内，浸泡3分钟后取出并甩净，拔于上述穴位7～8分钟后取下。每日1次，10次为一个疗程。

· **竹罐法**

取穴：风池、大杼、风门、肩井、天宗、曲池等穴位。

治法：用加工过的不同口径的竹罐放在煮沸的热水锅内2～3分钟后取出，迅速放在体表部位上，留罐7～8分钟，使局部皮肤出现瘀血或充血，每日1次，10次为一个疗程。

拔罐的注意事项：

（1）应选择适当的体位，拔罐过程中不能移动体位，以免火罐脱落、掉碎。

（2）拔罐时，应避免酒精滴下烫伤皮肤。

（3）起罐时，以指腹按压罐旁皮肤，待空气进入罐中，即可取下，切忌用力硬拔。

（4）皮肤有过敏、溃疡及大血管部位不宜拔罐，孕妇腹部、腰骶部须禁用。

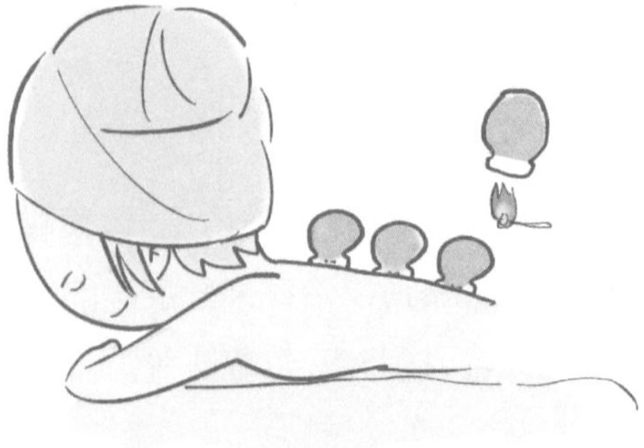

25 什么是颈椎病的贴敷疗法

贴敷疗法属于药物外治方法中的一种常用的方法，将药物加工后制成膏药及软膏，外贴在颈椎及相关穴位上，可发挥治疗作用。本法具有简单、方便、有效的特点，很受颈椎病患者欢迎。

贴敷疗法，不论是使用硬膏剂还是软膏剂，中医学认为均具有活血消肿、消炎止痛、舒筋通络、温经散寒、祛风除湿的作用。近代研究表明，颈椎病使用贴敷疗法可使局部血管扩张，血液循环加速，改善颈部组织的营养从而达到消炎退肿的功效。膏药及软膏敷贴在颈椎处，可使局部产生较高的药物浓度，不仅可作用于颈部组织，还可通过局部血管及淋巴管进入体循环而产生全身性的药理作用。通过膏药或软膏的贴敷，可减轻颈椎及其软组织损伤局部的炎症反应，促使上皮细胞的生长和组织修复。

对于各型颈椎病、损伤后局部瘀血、肿痛，或寒湿之邪、气血凝滞所致颈肩拘挛、酸胀肿痛，贴敷疗法均有一定疗效，且简便易行，深受患者欢迎。

要注意，对胶布有过敏史者忌外贴胶布膏药。贴膏药部位皮肤出现瘙痒、起丘疹等反应者应暂停使用。变质的外敷软膏禁止使用。每次换药前需将皮肤残留的软膏擦洗干净。

26 什么是颈椎病的热熨疗法

热熨疗法是将一些中草药或其他传热材料，先进行加热，再用棉布包裹好，在病变部位或穴位处来回往返移动，以治疗颈椎病。

· 蚕沙熨法

取蚕沙500克，黄酒100克，和匀浸泡后放入锅内炒热，然后分成两份，分别用白布包好，轮换在颈部、肩背部及疼痛处往返热熨，达15～30分钟。此法对颈椎病引起的颈、肩、背、臂部疼痛、麻木及颈部活动不便，均有良好疗效。

· 盐熨法

取食盐250～500克，放在锅内急火爆炒，后用白纸包裹，外层再用白布扎紧，在颈、背、肩部不停地移动，10～20分钟，亦可同时做局部按摩。也可在胸部及腹部（尤其是肚脐部）以热盐熨烫，有温中散寒的作用，对颈椎病引起的腹胀、腹痛、消化不良、大便稀溏等较为适宜。

· 水熨法

用热水袋装上热水，盖紧塞子，外裹毛巾，放到颈背部热熨，或在患部往返移动以达到治疗目的。仰卧位时，可将热水袋盛满热水平铺于枕头之上，枕于颈部。用热水袋治疗时，可发挥哑铃状枕对颈椎的保健作用及热熨双重作用，同时，热水袋内水的流动，也可对颈部起到按摩作用。运用水熨法时，水温不要太高，以免引起烫伤。

· 摩掌热熨

患者将两手掌相对，做快速摩擦，使之发热，然后迅速将手掌扣于颈项部进行热熨。这种方法不需任何设备，操作极为简单，可随时随地进行，而且还可与颈部的自我按摩同时进行。但因手掌摩擦所产生的热力有限，因此其热熨效果不明显。

27 什么是颈椎病的药浴疗法

药浴在我国有着悠久的历史，运用药浴治疗疾病是中医的特色之一。药浴疗法有沐洗法、浸洗法、熏洗法，可冲洗、擦洗、淋洗、蒸洗。颈椎病患者由于各自的表现不同，病情轻重有别，因此临床上要合理用药，灵活运用。

下面介绍几种常用的药浴方法。

（1）生姜50～100克，将其切成薄片，放入500～1000毫升热水中浸泡片刻，待姜汁泡出后，以洁净的纱布蘸取药汁在头颈、肩背等疼痛部位进行反复擦洗，也可直接用浸泡的姜片在患处擦洗。擦洗以患者感到舒适为度，每次15～30分钟，每天1次或2次即可。生姜辛辣刺激，擦洗后，可改善患处的血液循环，促进气血流通，对颈椎病引起的头痛、颈项部疼痛、上肢疼痛和麻木及活动不便均有治疗作用。

（2）艾叶250克，加水1000～1500毫升，煎煮取汁后，放入适量的温水中（盆内或浴池内），进行全身擦洗，每日1次。本法能改善全身的血液循环，促进新陈代谢，对颈椎病引起的周身困倦无力、肢体疼痛、沉重等，均有明显的改善作用。也可用艾叶煎煮的药汁对局部进行药浴治疗，即在药汁不烫手时，将洁净的毛巾浸泡于其中，并用毛巾在颈、肩、背及上肢部位反复擦洗数分钟，待水温下降后，再进行全身浸泡，这种方式的治疗可将擦洗时的手法、温水热疗及药物的作用结合起来。

（3）苍术100克，艾叶300克，羌活200克，防风200克，加水1000～1500毫升，煎煮取汁后，以毛巾蘸药汁在颈、肩、背诸疼痛部位进行擦洗，待水温下降后，再进行浸洗。每次治疗10～30分钟，每天1次或2次。该法对颈椎病引起的上肢疼痛、沉重、麻木、无力、活动不利等有良好的治疗作用。

（4）海桐皮50克，桂枝30克，海风藤50克，路路通50克，加水1000～1500毫升，煎煮取汁，待温度下降后，用毛巾或纱布蘸取药汁对颈、肩、背等病变部位擦洗，同时配合按揉治疗，每次治疗15～30分钟，每日1次或2次。为使药物更好地发挥作用，可将上述诸药混合后研末，以布包裹后再放入水中煎煮，使药汁充分浸出。症状以上肢为明显者，可将上述药汁（热）倒入木桶内，将患肢置于桶口，外用棉垫覆盖，先以其蒸汽对肢体进行熏蒸（注意不要烫伤），待水温下降后，再予以浸泡。病变以下肢为主者，可用药汁浸泡下肢或足，每日 1 次或 2 次，每次 15～20 分钟。

（5）夏枯草 50 克，桑叶 20 克，菊花 20 克，加水 1000～1500 毫升，煎煮取汁后，将药汁倒入脚盆内，待水温下降后，将双足置于水中浸泡，同时双足相互搓揉，以促进气血流通。每日治疗 1 次或 2 次，每次治疗 10～15 分钟。该法适用于颈椎病引起的头晕、目眩、头痛、耳鸣。

（6）黄芪 150 克，麻黄根 150 克，白术 100 克，防风 100 克，艾叶 100 克，加水 1000～1500 毫升，煎煮 30 分钟，将药汁倒入浴池内（池内的水温应适当，水量以能浸润全身为度），进行全身浸泡，每日 1 次或 2 次，每次约半小时，用于颈椎病引起的汗多等。

下篇 科学养护篇

1 怎样预防颈椎病

预防颈椎病主要是减缓颈椎间盘退变的进程。不良睡眠体位、工作姿势不当、不适当的体育锻炼都是颈椎骨关节退行性改变的常见原因。发育性颈椎管狭窄、颈椎先天性畸形等是颈椎病发病的潜在因素。预防颈椎病可以从以下几方面着手。

(1)改善与调整睡眠状态。人每天约有 1/3 的时间在睡眠中度过,睡眠姿势不当会加剧颈椎间盘内压力的增加,使颈椎周围韧带、肌肉疲劳,诱发颈椎病。为使颈椎在睡眠中保持正常生理曲线,应注意几点:①枕头的高度应适中,枕头的形状以中间低、两端高的元宝形为佳,这种形状优点是使颈部相对制动;②保持舒适的睡眠体位,应使胸部、腰部保持自然曲度,双髋、双膝呈屈曲状,使全身肌肉放松;③应选择保持脊柱平衡的床铺,以木板为底的、软硬适度的席梦思床为佳。

(2)当颈部感到酸痛或肩背、上肢有放射痛时,可自我牵引颈部改善症状。其方法为:双手十指交叉合拢置于枕颈部,将头后仰,双手逐渐用力向头顶方向持续牵引10秒钟左右，连续3～5次；或每天坚持前倾、后仰、左右旋转1次或2次，每次坚持10分钟。

（3）仰头看电视时易使颈部疲劳，因此最好使电视机与眼睛保持同一水平。这样不仅可以预防颈椎病，还可防止颈椎病的复发和病情加重。

（4）外伤是促使颈椎病发生的原因之一，应注意避免。日常生活中颈部外伤的例子有很多，其中最为多见的是车祸伤。高速行驶的车辆由于突然刹车或被撞击引起的颈椎挥鞭样损伤对颈椎的损害非常大，应注意避免。戴头盔驾驶摩托车的人，一旦发生意外事故，常引起严重的颈椎损害。日常生活中的一些运动及游戏也会损伤颈椎。足球运动的顶球动作，容易损伤颈椎；在做倒立时，突然失手跌倒也容易伤及颈椎；两人相互用头顶撞的"顶牛"游戏，对颈椎也有害。

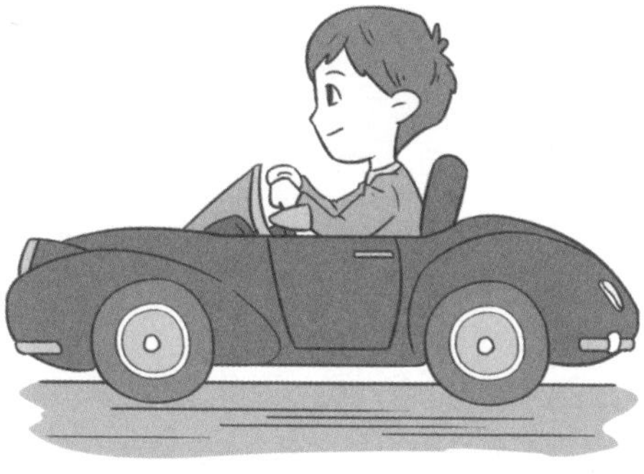

（5）颈椎病在冬天的发病率较高，寒冷是促使颈椎病发病的原因之一。冬季外出时，脖子上围一条围巾或围领能起到保暖及保护颈椎的作用。

（6）感冒发作多会诱发颈椎病或加重颈椎病病情。参加体育锻炼是预防感冒的重要措施。积极治疗感冒，注意休息，多饮水，合理用药，也有助于预防颈椎病。

（7）落枕会导致颈部疼痛、僵硬、活动不利。反复多次落枕提示颈椎已有退行性改变。因此，对落枕应及早治疗并预防复发。

(8)随年龄增长的生理性老化是颈椎病发病原因之一，体育锻炼可增强体质，延缓衰老，从而可推迟颈椎病的发病年龄。年轻人可选运动量较大的运动，老年人可选运动量小、动作较为缓和的运动。

(9)先天性斜颈(俗称"歪头")及斜视，不仅影响外观，也影响了颈椎的正常结构，损害颈椎功能。因此，要尽早矫正畸形，减少对颈椎的损害。

2 经常伏案工作的人怎样预防颈椎病

伏案工作的人每隔一段时间应改变头颈部体位，头颈部向某一方向转动过久之后，应向相反的方向转动以放松肌肉。通常每工作半个小时至 50 分钟应活动一下颈部，每次2～3分钟。如果工作很忙，哪怕只活动几秒钟也可以。重要的是把这种做法作为一种生活习惯保持下来。

可做远眺或仰头伸展的活动。长时间低头看近物，会影响颈椎，又易引起眼睛疲劳，甚至诱发近视。简便的方法是，抬头远眺 1 分钟左右，待眼睛疲劳消除后再工作。

应时常调整工作台高度和倾斜度。工作台或桌子过高或过低都会使颈部仰伸或屈曲，这两种位置均不利于颈椎的内外平衡，即使高度适中的工作台或桌子也应该时常换换角度。一个与桌面呈 10°～30°的斜面工作板是最好的选择。

如果所在单位有工间操，一定要积极参加。对于长期伏案工作者来说，做工间操不仅可使四肢和内脏获益，对调节颈椎和整个脊柱内外平衡也很有利。如果工作单位没有工间操，自己可以在办公室里做一做简单的体操，上午、下午各 1 次。

3 颈椎病患者在自我调养方面要注意什么

颈椎病是一种慢性退行性疾病。其临床表现多种多样，尤其是椎动脉型和交感神经型颈椎病，有时确诊并非容易。一旦有了这方面的症状，一定要请专科医生帮助确诊，否则会延误诊断，耽搁治疗。一旦诊断明确，在自我调养上要注意以下几个方面。

颈椎病病程比较长，椎间盘的退行性改变、骨刺的生长、韧带钙化等与年龄增长、机体老化有关。病情常有反复，发作时症状可能比较重，影响日常生活和休息。因此，一方面要消除恐惧悲观心理，另一方面要防止产生得过且过的心态，应积极进行治疗。

颈椎病急性发作期或发作初次的患者，要注意休息，病情严重者要卧床休息。卧床休息使颈部肌肉放松，减轻肌肉痉挛和头部重量对椎间盘的压力，在组织受压水肿的消退方面具有重要的作用。但卧床时间不宜过长，以免发生肌肉萎缩、组织粘连、关节粘连等变化，阻碍颈椎病的康复。所以在颈椎病的间歇期和慢性期，应适当参加工作，不需要长期休息。

人体犹如一部复杂的机器，时常需要保养。尤其对于颈椎病，其本身就是一种退行性病变，我们更要对颈部加以保护，尽量避免不必要的损伤。在日常工作和生活中，要保持良好的习惯，时刻不忘对颈椎的保护，同时加强颈部肌肉的锻炼。

绝大多数颈椎病患者经非手术治疗能够缓解症状甚至治愈。但每一种治疗方法均有其独特的操作、作用和适应证，治疗时需要有专科医师指导，而且有一定的疗程。切忌病急乱投医，频繁更换治疗方法，这样不但没有治疗效果，反而会加重病情。

4 颈椎病患者在日常生活中要注意什么

伏案工作者应注意减少久坐及连续工作的时间和强度。工作 1 小时后应休息 15 分钟，活动一下颈部，自我按摩颈部肌肉，或到室外活动一下。尽量避免久坐。

坚持体育运动或体力活动，可使全身的肌肉骨骼得到充分的锻炼，增强肌肉等软组织的耐受力、抗损伤能力及提高免疫能力，但运动量应适度。

从事弯腰低头的家务劳动不宜过久，应避免颈部劳累。

注意颈部保暖，颈肩部及全身应避免受凉、受潮。尽量不要在阴暗潮湿的环境中过久停留。冬天外出应围上围巾。劳动或运动出汗后不要用冷水冲洗，不要用电风扇直吹身体，室内空调温度不宜过低。进入冷库工作时应穿好防寒防冻服。

生活要有规律，按时作息，注意营养，劳逸结合，增强体质，从根本上防治颈椎病。

睡眠姿势对颈椎健康也有很大影响。一个好的睡眠体位，可以使整个脊柱的生理曲度保持在一个最佳的位置，使劳累了一天的全身肌肉和关节得到放松和调整。颈椎病患者睡觉时宜采用的体位是：胸、腰部保持自然曲度，双髋及双膝呈屈曲状；全身肌肉放松；仰卧位最佳，侧卧位姿势次之。俯卧位不可取。也不宜长期取一侧卧位，使颈椎侧弯，侧方受力失衡，日久会损害健康。因此，对于侧位睡姿，宜提倡经常改变侧卧方向。

颈椎病患者应该做一些力所能及的家务劳动，这对患者改善身体机能、调整心态都有好处。患者可做一些简单的劳动，如整理床铺、摆放一些生活用具、擦桌子、扫地、洗碗等家务。不要做强体力劳动，如搬运重物、搓洗大件衣服等。不要做动作突然改变的运动，如快跑去接听电话、开门等。

5 颈椎病患者怎样选择枕头

每位颈椎病患者都有这样一种体验，如果当天夜晚睡眠体位得当，次日颈椎病的症状可以明显减轻，反之则症状加重，甚至诱发新的症状，可见颈椎病的自觉症状与睡眠姿势有着直接的关系。

颈椎在正常情况下保持一定的前屈姿势，前屈弧度深约 1.2 厘米。直立或坐位时能自行调整，卧位时只能依靠枕头来维持。

正常人(枕头高度仰卧位时为 12 厘米左右，侧卧时，与肩等高。枕头的高低还因人而异，约与个人拳头等高。颈椎病患者的枕头高度与正常人的大致相同，椎体后缘增生明显者，枕头可相应偏高些；黄韧带肥厚、钙化者，枕头应偏低些。

选用什么样的枕头好呢？理想的材料应该具有一定的硬度和黏性，而且有一定的弹性。精纺的羊毛毡之类的材料，做成大小、高度适宜的枕头，使用这样的枕头，头和颈部与枕头接触面较大，支撑比较平均，压力分散，脊柱周围肌肉可得到充分放松，并且对肩部血液运行不造成压迫。这样的枕头还可以改善颈椎病患者的症状。

正常状态下颈椎的生理前凸是维持椎管内外平衡的基本条件。枕头过高，会引起颈椎后方的肌群与韧带的劳损，此时椎管内硬膜囊后壁被拉紧，并向前方移位而对颈髓形成压力。对于颈椎骨质增生者，骨刺很容易压迫脊髓或压迫脊髓前中央动脉而使颈椎病加重。如果枕头过低，会使头颈部过度后仰，不仅椎体前方的肌肉与前纵韧带易因张力加大而出现疲劳，而且还可引起颈部肌肉的慢性损伤。

6 颈椎病患者怎样选用颈围

由于各种原因，在日常生活中颈椎难免受外界因素作用而出现超过自然生理限度的活动，如急刹车、从高处跌下及意外撞击等。简易颈围对颈椎正常活动的限制仅为其活动量的20%，但在限制颈部遭受突然外力引起的极限活动方面则具有可靠的作用，这对脊髓型颈椎病患者尤为重要。同时，在屈颈状态下，椎间隙内压力必然升高，与此同时，变性的髓核易向后方移位而增加对后纵韧带的压力。而颈围的使用，则可以减轻这一现象的出现。

由于颈围是不完全制动，所以颈部所需的正常活动范围有保证，患者可长时间使用。此外，由于颈椎病患者椎管内外平衡失调，颈部肌肉多有不同程度的失用性萎缩，以致肌力减弱，并易因此而引发恶性循环。在此状态下，在颈部周围附加一种支持力量，既有利于增加颈部的肌力，又有助于颈椎病的恢复，从而有可能消除这一恶性循环。

简易的颈围可以自行制作。

首先选择柔软、透气、不怕水、具有韧性的材料，如加工过的皮革、毛毡等，亦可用软质泡沫塑料等。

因每个人的颈围大小不一，瘦者30厘米左右，胖者45厘米以上，故用软皮尺测量患者的颈围长短，再加10厘米即为颈围长度。颈围的宽度一般在10～14厘米之间，过宽则欠舒适。

按预定的长度及宽度将原材料剪成相应大小，在中央部呈弧形升高1～2厘米(最高处)，此弧形范围为10～12厘米。将较宽的弧形置于颈前部，以维持颈椎的仰伸位。两端尾部各5厘米范围内宽度可窄1～2厘米。

再将裁剪下的样品置于患者颈部测试是否合适，并加以修正。

用纱布或绒布等透气性好、柔软的织物做外套。外套的外面可再加一薄套以便换洗。

最后，让患者再次试带，无不适感即缝合搭扣，一般采用塑料搭扣更为方便。

颈椎病患者使用颈围时要注意以下几点。

(1)戴用时间。如戴后无不适感，应经常戴用，不应随时取下。如症状轻，于外出时戴上为宜，乘车外出者尤其需要使用。一般应持续使用2～3

个月。

(2)使用颈围时，颈部可按原来的正常活动幅度继续活动，但术后患者应当遵医嘱。

(3)在使用颈围的过程中，不妨碍其他疗法的进行，如配合理疗、按摩等，可起到相辅相成的作用。

(4)在开始使用的1～3天患者可有不适感，数天后即消失。在使用过程中如症状突然加重，则应到医院做进一步检查。

7 颈椎病患者手术后怎样进行康复训练

颈椎病患者手术后的康复训练十分重要，它直接关系到术后的恢复和患者今后的日常生活和工作。

患者应不悲观，不急躁，可以暗示自己："今天的情况比昨天好了一些，明天会更好一些"或者"我的病情比其他患者轻多了"。在手术切口及组织愈合之前不要过多、过度活动，并应预防术后外伤，防止手术切口开裂。

如果病情已趋平稳，患者可以开始康复训练，如多做一些深呼吸，这样可防止长期卧床而致的肺感染，还要进行握拳、足趾背屈等四肢远端的一些小关节的活动，这样有利于术后创伤恢复，还可防止肌肉萎缩。

在恢复期，患者可先在床上运动，以后逐渐改为坐位及下床运动，此期主要是训练肌力。上肢以手部拿、抓动作为主，下肢主要是直腿抬高、伸屈活动等。

主动做一些生活自理能力的恢复训练，无论从身体机能还是从心理调整方面都很有意义。

8 颈椎病患者怎样预防猝倒

在临床上一般出现猝倒症状的时候往往表明病情已经十分严重。

对于长期低头伏案工作的颈椎病患者来说，预防猝倒，需要从平时的工作习惯做起。如工作45～60分钟以后就要进行10～15分钟的休息，经常进行颈部保健操的锻炼，活动颈部关节，放松颈部肌肉，从而减轻颈部肌肉韧带的劳损。这种在工作中适时调换姿势，如坐坐站站、坐坐走走等交替变换体位的方法被称为“体位休息法”，是保护颈椎的好方法，对预防猝倒有积极作用。在业余时间应多进行户外锻炼（如慢跑步、游泳、做健身操等），有条件者还可以进行颈部自我按摩或专业按摩护理等。而一旦出现症状，则要及时就医。

9 颈椎病患者可以进行运动吗

运动可改善颈椎的功能，增强颈部肌肉、韧带、关节囊等组织的张力，增强颈椎的稳定性，改善颈椎的血液循环，矫正不良的身体姿姿，长期坚持运动有助于改善颈椎病的症状，巩固疗效，减少复发，所以在颈椎病的防治中，运动起着重要的作用。

全身运动和颈部的局部运动还可以改善颈部肌肉韧带的血液供应，增加肌纤维数目，使肌肉韧带更加强壮，对颈椎起到很好的固定作用，且可保护颈椎免受各种损伤。运动可使骨密度增加，防止骨质疏松，减缓退行性改变，减少颈椎病的发生。在运动时，血液循环加快，脑及脊髓血液供应增加，从而减轻椎动脉型及脊髓型颈椎病的症状。运动还可预防肌肉萎缩、关节挛缩。

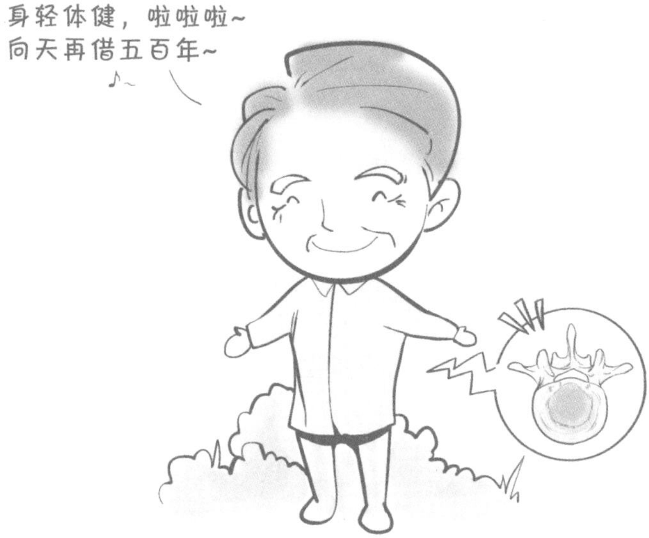

10 如何科学锻炼，防止颈部外伤

增加户外活动是养护颈椎的方法之一。但是，不当的体育锻炼很容易造成颈椎外伤，甚至诱发颈椎病。

平时应尽量避免和减少急性损伤。上肢应避免提重物（尤其是用感觉不舒服一侧的上肢提重物）避免头颈负重物。当上肢提重物时，力量可以经过悬吊上肢的肌肉传递到颈椎，从而使颈椎受到牵拉，引起颈椎的损伤。

乘车或运动时注意保护颈部，避免急拐弯、急刹车或突然转颈。特别要杜绝乘车时打瞌睡，一旦遇到急刹车，头部突然后仰，可造成颈椎挥鞭样损伤。

在防止运动伤害的前提下，适当增大锻炼频率和强度都是非常有益的（比如游泳和放风筝，都是对颈椎有益的运动），但要重视运动前的准备活动，量力而行，尽量避免做容易损伤颈椎的运动，如倒立、翻跟头、跳水等动作。

注意，已经确诊的颈椎病患者应在医生指导下，选择适宜的体育运动。

11 怎样做颈部运动预防颈椎病

以下介绍一套预防颈椎病的颈部运动。

· **点头侧颈运动**

预备动作：取站位，躯干挺直，双脚自然分开同肩宽，全身放松，双眼自然睁开，头颈中立位，精神集中于动作。

动作分解：①双手叉腰，头颈左侧屈；②头颈右侧屈；③头颈前屈；④头颈后仰。按此动作反复做，直到第 4 个 8 拍后，头颈回到中立位。

作用：本动作主要锻炼颈项前、后、左、右的活动功能，加速颈肌血液循环，消除阻滞，防止颈项软组织粘连和韧带钙化，消除疲劳等。

· **上肢旋前运动**

预备动作：同上。

动作分解：①双手开掌自然放下，左手向外举起与肩平，掌心向下，右手内收旋肩，掌心搭于左肩，头颈随右肩旋转于左边；②左右手从前方旋向右边，使右手向外与肩平，掌心向下，左手内收旋肩，掌心搭于右肩，头颈随左肩旋转于右边。如此反复做完 4 个 8 拍后，头颈、手恢复到预备动作。

作用：本动作主要可使颈肩部肌肉群得到锻炼，保持和增加弹性及保持颈肩关节的灵活性。

· **上肢旋后运动**

预备动作：同上。

动作分解：①双手屈曲于背后相互抓住前臂，右手抓住左手前臂往右上肩方向拉；②左手抓住右手前臂往左上肩方向拉。按以上动作交替做完 4 个 8 拍后，双手自然放下。

作用：本动作主要是锻炼肩关节后旋，以保持肩关节后旋的固有功能。

· 缩颈揉肩运动

预备动作:同上。

动作分解:①双手半握拳自然放下,缩颈,双肩旋前绕环;②颈肩收回中立位;③缩颈双肩旋后绕环;④颈肩收回中立位。按以上动作顺序做完4个8拍后,颈肩恢复预备动作。

作用:本动作主要锻炼颈肌伸缩功能和双肩的活动功能,以保持这些软组织的自然弹性,防止粘连。

· 拍打颈肩运动

预备动作:同上。

动作分解:①双手开掌自然放下,同步进行,左右手在胸前交叉,用掌心分别拍打左右肩峰、三角肌;②同步进行,左手从前左侧方拍打左侧颈肌,右手从前右侧方拍打右侧颈肌。拍打力量以自己感到舒服为宜。如此反复做完4个8拍后,回到预备动作。

作用:拍打左右肩峰、三角肌、颈肌,可促进局部血液循环,消除隐患。

· 捶打大椎运动

预备动作:同上。

动作分解:①双手半握拳自然放下,左手垂直自然后展,右手屈曲举起从该肩上过,半握拳捶打大椎穴;②右手承①式动作顺势放下,垂直自然后展,左手承①式动作顺势屈曲举起从该肩上过,用半握拳捶打大椎穴。按上述动作顺序做完4个8拍后,双手收回,回到预备动作。

作用:大椎穴是经络通向头颈部的主要交汇点之一,通过捶打大椎穴,可刺激头颈经络系统,以增强免疫力,提神醒脑,消除疲劳。

· 旋颈举臂运动

预备动作:同上。

动作分解:①双手开掌自然放下,左手外展平肩,右手向左侧斜举,同步进行,掌指均伸直放开,头颈随手旋转向左侧,双目望向双手所指的前方;②承①式动作,双手由左摩向上方至双手自然举起,头颈随手旋转,至仰面朝天，双目望向天空；③承②式动作，双手由上方摩向右方，至右手外展平肩，左手向右侧斜举，头颈随手旋转向右侧，双目望向双手所指前方；④承③式动作，双手、头颈回到预备动作。如此反复做完4个8拍动作。

作用：全方位锻炼，加强头颈肩臂力量。

· 顶天压地运动

预备动作：同上。

动作分解：①双手开掌自然放下，十指交叉双手从前方举于头上，双掌心向天，头颈后仰，双目望天；②承①式动作，十指交叉双手从前方向下压，掌心向地，头颈前屈，双目向下望。如此交替进行做完4个8拍后，回到预备动作。

作用：缓解疲劳，理顺关节、韧带，吸纳天地之灵气，疏通体内之经络，以达到强壮身体的目的。对预防颈肩臂痛有很好的作用。

颈肩操可改善颈部的血液循环，松解粘连和痉挛的软组织，有独特的疗效，对颈椎病有预防作用。

12 颈椎病患者运动时要注意什么

颈椎病患者在运动时要注意以下几点。

(1) 由于颈椎病为退变性疾病，超负荷量的活动不仅可加速或加重颈椎的病理改变，而且易引起外伤或发生意外，脊髓型颈椎病患者更应注意。椎动脉型颈椎病患者进行侧转和旋转运动易压迫椎动脉而加重原有的眩晕症状，所以椎动脉型颈椎病患者宜少做、慢做侧转和旋转动作，甚至暂时不做。

(2) 中老年人活动颈部时需要注意：动作不宜选择过多，强度不宜过大，活动时间也不宜过长，以避免意外情况的发生。

(3) 一般疾病患者对运动无特别禁忌，但下述特殊情况，则不宜运动：①任何原因的发热患者；②收缩压大于140毫米汞柱或低于90毫米汞柱，舒张压高于90毫米汞柱或低于60毫米汞柱，并有自觉症状者；③心功能不全，伴有心源性哮喘、心源性水肿者;④患有冠心病、心绞痛,近期有心肌梗死者,严重心律不齐者;⑤高龄体弱者及体质特别虚弱者。

(4)颈椎病术后3个月内禁做各项颈部操,尤其是做过颈椎植骨融合或人工关节植入的患者。脊髓型或椎动脉型颈椎病患者的运动应循序渐进,不可勉强做颈部大范围活动,否则易加重脊髓损害或压迫椎动脉而加重颈椎病病情。

13 颈椎病患者如何进行良好姿势的训练

用什么标准来判定良好姿势和不良姿势呢?对于颈椎说来,良好的姿势应当是保持颈部平直。颈椎的不良姿势通常可以令患者自己感到肌肉紧张、疼痛。但由于人们在日常生活中并不注意良好姿势的保持,工作时经常不能保持良好的姿势,久而久之,不良姿势逐渐形成,而成为颈椎病的诱发因素。

颈椎姿势训练不仅仅有利于不良姿势的矫正,而且对于颈椎外伤康复可以达到锻炼作用。此外,通过这种训练,在很大程度上也可预防颈椎外伤后颈椎病的发生。

正确颈椎姿势的训练主要是强调椎间孔、后方关节面张开的前屈运动,以通过对颈背肌肉的放松,获得柔软性,利于缓解肌肉痉挛。

具体方法:

患者取端坐位,保持上体正直,将3千克左右的沙袋置于头顶,尽可能保持头颈部直立和头顶重物的平衡,使颈部前凸减小。这种训练可每日进行2~4次,持续时间为10~30分钟,每半个月为一期,3期或4期即可达到恢复良好姿势的目的。

14 低头工作时如何调整姿势

低头工作或头颈部固定在某一姿势下工作的人，首先要使案台与座椅高度相称，适合自己的身材，尽量避免过度低头屈颈，桌台可适当高些勿过低。

另外，必须注意应做工间操，包括颈椎保健操。在长时间工作中，做短暂的颈部前屈、后伸、左右旋转及回环活动，可以改善颈肌疲劳，恢复最优应力状态。每天早晚坚持必要的颈部锻炼可达到预防或治疗的作用。

对于专业化程度高的工作，适当改变工种，或定期轮换工作，对预防颈椎病可起到良好的作用。

15 颈椎病患者如何安排床铺

各种床铺有其不同的优缺点，并与居住地区的气候、温度、湿度、个人生活习惯、经济条件等密切相关。从颈椎病的预防和治疗角度来看，如果床铺过于柔软，由于人体本身重量压迫而形成四边高、中央低的状态，不仅增加了腰背部卧侧肌肉的张力，也势必使头颈部的体位相对升高，如同高枕睡眠对头颈部的影响一样，将导致局部肌肉韧带平衡失调，从而直接影响颈椎本身的生理曲线，长年如此将加速颈椎的退行性改变，导致颈椎病的发生。因此，选择合适的床铺对颈椎病的预防和治疗也是十分重要的。

对于合适的床铺，总的要求是要有较好的透气性，能符合人体各部的生物力学要求，有利于保持颈椎、腰椎的正常生理曲线，维持脊柱的平衡状态。现将各种床铺的特点介绍如下。

· 棕绷床

棕绷床透气性好，柔软，富有弹性。但随着使用时间的延长，铺面的棕绳会逐渐松弛，弹性就逐渐减弱，易使头颈部的体位相对升高，所以不适宜于颈椎病患者及其他脊柱疾病者使用。

· 铁床

铁床包括钢丝弹簧床与一般铁床，由于有与棕绷床相似的原因而不适宜颈椎病及其他脊柱疾病者使用，尤其是钢丝弹簧床更为不利。

· 木板床

木板床可维持脊柱的平衡状态而适合脊柱退变患者，并有利于颈椎病的防治，目前使用较多，经济实惠，但透气性稍差。

· 席梦思床垫

将这种类似沙发结构的弹性床垫放在床板上，可随着脊柱的生理曲线而具有相应的调节作用，睡着感觉甚为舒适，有很好的透气性，有利于颈椎病的防治，但席梦思床垫不能过软，应选择质量上乘者为宜。

· 泡沫塑料床垫

其质地柔软，睡着感觉甚为舒适。但其最大缺点是透气性太差，不适合一般颈椎病患者使用。

· 火炕

火炕为北方农村地区常用的床铺，冬季能加温，可抗寒，又有类似热疗的功效，有利于痉挛与疼痛的肌肉、关节，起到放松和缓解的作用，可在一定程度上缓解颈椎病的症状。

· 气垫床、沙床、水床

床垫内通过气体、沙或水的流动不断调整患者躯体的负重点，使人体各部符合正常的生物力学要求，保持脊柱的正常生理曲线。这类床虽适合脊柱病及颈椎病患者使用，但价格昂贵，一般较少使用。

16 为何说卧床休息对颈椎病急性期患者很重要

实验发现，卧床休息时，腰椎间盘内压力可降低 70%；而弯腰提取重物时，椎间盘内压力可增加并超过100%，故卧床休息是治疗急性椎间盘突出症重要方法之一。

虽然颈椎和腰椎所处部位不同，但该实验仍有一定的参考价值。所以，对于各型颈椎病的急性发作期或者初次发作的患者，要适当注意卧床休息。待急性期症状基本缓解之后，患者可以在围领保护之下逐渐离床活动，并积极进行项背肌肉的功能锻炼。

此外，卧床休息还能使颈部肌肉放松，减轻由于颈部肌肉痉挛和头部重量对椎间盘的压力，减少颈部活动，有利于组织充血、水肿和突出的椎间盘肿胀消退。当然卧床休息再配合牵引、理疗等则效果更好。

但是，卧床时间不宜过长，以免发生肌肉萎缩，肌肉、韧带、关节囊粘连、关节僵硬等变化，造成慢性疼痛及功能障碍，不易恢复。还要根据患者的具体情况，在各型颈椎病的间歇期和慢性期，适当安排工作，不可长期卧床休息。

17 颈椎病患者如何做自我保健操

· 仰面低头

两脚平行站立，与肩同宽，双手叉腰，上体保持不动。抬头仰面望天，低头俯首看地。抬头时吸气，低头时呼气。呼吸自然缓慢，并逐渐加深。重复进行8～10次。

· 左顾右盼

两脚平行站立，与肩同宽，双手叉腰，上体保持不动。缓慢地将头侧向左边，然后还原；再侧向右边，再还原。侧向两边时吸气，还原时呼气。呼吸自然缓慢，与头部动作配合一致，并逐步加深。重复8～10次。

· 左旋右转

两脚平行站立，与肩同宽，双手叉腰，上体保持不动。先缓慢地将头向左侧旋转，然后还原；再将头向右侧缓慢地旋转，再还原。头部转动时吸气，还原时呼气。呼吸动作同“左顾右盼”。重复8～10次。

·回头望月

两脚并行站立，与肩同宽，双手叉腰，拇指向前。扭头带动上体向健侧转动，眼视后上方，恰似回首望明月，重复6～8次。

·金狮摇头

两脚并行站立，与肩同宽，头部由前经左、后、右做环绕运动，略停片刻后再由前、右、后、左做环绕运动。动作要缓慢，幅度要逐渐加大。重复做6～8次。

·拉弓射箭

健侧腿向前跨一步，呈弓步势。患侧手呈持弓势，健侧手做拉弓势，头、颈、腰随拉弓手向健侧转动。反复进行4～6次。

为防止头部转动而产生头晕，动作宜缓慢，循序渐进。如能配合颈椎牵引和推拿疗法进行，则疗效更加理想。

还要注意，颈椎病在急性期时患者是不宜运动的。

18 如何做五分钟健颈操

·摇头屈颈

站立或坐位，头先顺时针旋转，再逆时针旋转；然后头先向右侧屈，还原后再向左侧屈。向两侧屈时应尽量使耳朵触及肩部，开始一段时间，可采用耸肩的方法帮助耳朵触肩，然后逐步减小耸肩的幅度，以便使颈部肌肉能得到更大的伸展和锻炼。反复进行4～6次。

·扩胸旋肩

两臂侧平举，掌心向前，用力后振，同时挺胸，反复4～6个节拍；然后两臂屈肘，手指触肩，以肘尖画圈，向前4～6个节拍，向后4～6个节拍，前后交替进行。每4~6个节拍挺胸和两个4~6个节拍画圈为一组，每次练习4~6组。

· 捶肩拿肘

两手握实拳，轮流捶击对侧肩部，反复捶击4~6次；两手抱肘，分别用拇指和中指按压对侧肘部的曲池穴和少海穴。

· 挥臂扣球

两脚开立，与肩同宽。左脚向前跨一步，同时重心前移，右脚跟抬起，右臂高举，自肩部后上方向前上方挥动，形似排球扣球。然后还原，右脚向前跨一步，左脚跟抬起，挥左臂重复上述动作。左右各做一次为一组，反复4~6组。

19 中老年人如何做强化颈部肌肉操

中老年人颈部肌肉力量较为薄弱，常有慢性颈肌劳损，可致颈部肌肉力量的不平衡，不利于维持颈椎的稳定性。因此，中老年人应像做其他运动一样，进行强化颈部肌肉的练习，其具体方法如下。

(1)用全力收缩两肩，坚持10秒，重复5~10次。

(2)两手扶前额，给予一定的阻力，用全力使颈部前屈，坚持6次，重复3~5次。

(3)一手扶头侧部，给予一定的阻力，用全力使颈部向同侧倾倒，坚持6次，左右交替，重复3~5次。

(4)双手扶头颈后部，给予一定的阻力，用全力使头部往后倾，坚持6秒，重复3~5次。

20 如何做颈部哑铃操

颈部哑铃操既是一种医疗操，又是预防颈椎病的好办法，具体做法如下。

· 屈肘扩胸

两腿分立与肩宽，两手持哑铃自然下垂，两臂平肩屈肘，同时向后扩胸，重复 12 ~ 16 次。

· 斜方出击

两腿分立与肩宽，两手持哑铃屈肘置于胸两侧，上体稍向左转，右手向左前斜方出击，左右交替，各重复 6 ~ 8 次。

· 侧方出击

两腿分立与肩宽，两手持哑铃屈肘置于胸两则，左手持哑铃向右侧方出击，左右交替，各重复 6 ~ 8 次。

· 上方出击

两腿分开与肩宽，两手持哑铃屈肘置于胸两侧，右手持哑铃向上方出击，左右交替，各重复 6 ~ 8 次。

· 伸臂外展

两腿分立与肩宽，双手持哑铃下垂，右上肢伸直由前向上举，左右交替，重复 6 ~ 8 次。

· 耸肩后旋

两腿分立与肩宽，两手持哑铃下垂，两臂伸直向下，两肩用力向上耸起，两肩向后旋并放下，反复进行 12 ~ 16 次。

· 两肩后张扩胸后伸

两腿分立与肩宽，两手持哑铃下垂，两臂伸直外旋，两肩后张，同时扩胸，重复 12 ~ 16 次。

· 直臂前后摆动

两腿前后分立，两手持哑铃下垂，左右上肢伸直同时前后交替摆动，重复

6 ~ 8 次；两脚互换站立位置，同样摆动 6 ~ 8 次。

· 头侧屈转

两腿分立与肩宽，两手持哑铃下垂，头颈部向左屈曲，达最大范围，再向右侧旋转到最大范围，左右交替，反复 6 ~ 8 次。

· 头前屈后仰

两腿分立与肩宽，两手持哑铃下垂，头颈部前屈，尽可能达最大范围；头颈部向后仰达最大范围，重复 6 ~ 8 次。

· 头部旋转

两腿分立与肩宽，两手持哑铃下垂，头颈部沿顺时针方向旋转一周，再向逆时针方向旋转一周，重复 6 ~ 8 次。

以上动作要轻柔，旋转动作因人而异，每天可做 1 次或 2 次。

21 如何做挺拉转颈操

· 预备式

身体直立，两脚分开，与肩同宽，两手自然下垂，脊背颈椎挺直，头顶悬，下颏收，两眼向前平视；全身放松，凝神定志，自然呼吸 3 分钟。

· 挺拉

头用力上顶，产生头部被上提之感，牵引上身挺直，而腰部下沉。同时双手用力向下拉伸，十指指尖向下用力。一挺一拉，重复练习 20 ~ 30 遍。

· 转颈

头上顶，颈挺直，慢慢向左转动，脚跟提起，两眼后看，两手尽力下伸，十指向下用力。1 分钟后，恢复预备式。再向右转，重复练习 20 ~ 30 分钟。当头转正前方时，必须猛吸气，收腹、提肛；头向两侧转动时，则徐徐吐气，松腹、松肛，但松而不懈，注意力集中在颈椎。

· 结束式

双手按摩头顶，向后拢发10次；双手掌心按摩颈部3分钟，然后从上到下按摩脸7次。

22 如何做行气舒颈操

· 预备式

两脚平行站立，与肩同宽，两臂自然下垂，掌心向内，十指微屈，全身放松；双目微闭，舌抵上腭，鼻吸鼻呼，心平气和，排除杂念，注意力集中在丹田。

· 点头

以颈椎为轴，带动腰椎，下巴颏前点、后收。前点后收为1次，重复99次。前点时双脚十趾稍用力抓地，后收时头部尽量向后仰。

· 转颈

以颈椎为轴，带动腰椎，按顺时针方向缓慢旋转。头部旋转一周为1次，共99次。再逆时针方向旋转99次。

· 甩手

双臂自然摆动。摆动时，双手十指微屈下垂，先稍用力，将双臂往后甩去，然后随其自然摆回，做到上虚下实，前松后紧。前摆时，双脚十趾抓地；后摆时，两脚跟稍微提起，双臂尽量向后甩出，头尽量后仰。前后摆动为1次，共99次。

· 摆手

摆手时，身体右转45°，右手摆至背后，左手摆至右肋。再身体左转摆臂。左右摆动为1次，共99次。

· 拍打

先将腰部左摆，带动左臂屈肘向后，左手叩拍命门穴，掌心朝外，右臂屈肘上摆，左右上摆，右手拍打左肩部，大拇指的根部接触左颈部。再将身体右转摆臂，左右交替拍打为 1 次，共 99 次。

· **结束式**

翻掌，掌心向上，深呼气，边吸气边双手经体前托起，捧气似球，贯入百会。呼气时，掌心转朝下，经体前缓慢下落至丹田，双手自然下垂。然后吞津 3 口，双目睁开，平视前方。

23 如何做强脊健骨操

两脚开立，与肩同宽，两臂自然下垂。

· **左顾右盼**

吸气时，身体端正不动，头颈缓缓向左侧旋转，直到能看到肩部，颈部有酸胀感，保持 3 ~ 5 秒；呼气时，头颈转正还原。然后向右侧做此动作。左右旋转为 1 次，重复 5 ~ 10 次。

· **左右牵引**

吸气时，身体端正不动，头颈向左侧缓缓侧屈，右臂下沉，直到右颈部有牵引感，保持 3 ~ 5 秒；呼气时，头颈转正还原。然后向右侧做此动作。左右侧屈为 1 次，重复 5 ~ 10 次。

· **前点后收**

两手叉腰，以颈椎为轴，下巴颏前伸、后收画弧。吸气时，前伸使颈后部有牵引感；呼气时，后收使颈部有上拔感。前点后收为 1 次，重复 3 ~ 5 次。

· **项臂争力**

两手十指交叉，放于头后枕颈部。头颈上抬，两手用力压，两力相争，静力对抗 5 ~ 10 秒，感到颈项部发热酸胀后还原。重复 5 ~ 10 次。

· **头项旋转**

两手叉腰，以颈椎为轴，头缓缓顺时针环绕 5 ~ 10 周，再逆时针环绕 5 ~ 10 周。

· 旋颈拍肩

头腰转向左侧，右手向左上摆，掌心拍击左肩背；左手向后摆，掌背叩打命门穴。左右交替拍打为1次，重复5～10次。

· 按压风池

两手放在头后枕部，双手拇指第一节掌指面按于同侧风池穴，向上用力，顺时针、逆时针各旋转按压8次。

· 搓颈舒筋

两手搓热，左手掌贴于颈后部，右手掌叠于左掌上，两掌合力来回搓擦颈项部10～20次，再换手搓擦10～20次，以颈项部微热为佳。

24 如何做坐式脊柱操

坐式脊柱操适用于经常伏案低头工作者，简便易行，不受环境约束，可随时练习。

(1)头前屈、后仰、左右侧屈各3～5次。

(2)头缓慢向左、右转看肩背(头尽量向后转到最大限度)3～5次。

(3)臀部坐在椅子的前1/3处，上身放松，整个上身画弧转动，先顺时针转3～5圈，再逆时针转3～5圈。

(4)伸腰挺胸，双上肢向上、后方用力伸出(俗称伸懒腰)3～5次。

(5)双手交替拿捏后颈，同时头向后方轻微活动2～3分钟。

(6)双手搓腰眼2～3分钟。

25 如何做水中运动体操

在35℃～38℃温水中做水中运动体操，有助于缓解颈椎病引起的局部疼痛、上下肢麻木等症状。

手扶栏杆，屈肘扩胸，做前撑运动。

手扶栏杆，顺时针、逆时针旋转腰部。

手扶栏杆，双下肢交替向后抬举。

手扶栏杆，身体前倾、后仰，做腰背部伸展运动。

手扶栏杆，身体向左右侧屈。

背后手抓栏杆，身体前弓，还原。

手扶栏杆，收腹把膝盖上抬贴到胸前，两腿左右交替。

手扶栏杆，浮在水面，双下肢做上、下打水运动。

26 颈椎肥大患者适合做什么操

(1)取侧卧位，头枕在硬枕上，四肢伸直，两臂贴于体侧。头微微抬离枕头，保持静止悬空，默数1～5，然后恢复原位。休息片刻后重复上述动作，然后换方向，做同样练习。左侧3次、右侧3次为一组，每次练习4～6组。

(2)取俯卧位，两腿伸直并拢，两手抱头，向上抬头3～5次，双手可略加压力。

(3)取仰卧位，头颈枕在扁平软枕上，两臂贴于体侧，头颈用力向枕头按压，默数1～5或1～6，然后放松还原。每次练习4次或5次。

(4)取站立位，两腿并拢，上体稍向前倾。两臂同时向上抬举，然后向前、向两侧摆晃，每次重复4或5次。此动作有利于肩关节和上肢保持正常功能。

(5)取仰卧位，两腿并拢。右臂放在床铺上，向上下和前方移动4次或5次，每次间歇5～6秒钟，重复4次或5次，然后换左臂，做同样动作，重复相同次数。

(6)预备姿势同第五节，两臂胸前屈肘，两手掌握住对侧肘部，两臂同时缓慢地向头部、腹部摆动3次或4次，间歇6～8秒钟，重复2或3次。

(7)预备姿势同第五节，两手握棒于胸前，与肩同宽，直臂握棒，向头上抬起，力求向头后摆动，向上摆动时吸气，向前下摆时呼气，重复3次或4次。

(8)坐在靠背椅上，右臂屈肘，放在桌子的方枕上，肘部与腋部位于同一水平。安静正坐10~15分钟，换左臂完成同样练习。

以上练习每天可进行3次或4次，每次20~30分钟。练习时可选择空气流通、明亮的房间进行，也可选择在平坦、舒适的室外进行。着装宜宽松、柔软、轻便。

27 如何伸颈防治颈椎病

伸颈是再简单不过的动作了，但就是这样简单的动作却对颈椎病的防治很有益处，只要坚持练习几个月，颈椎疼痛现象就会好转。锻炼的方法并不难，任何场合和时间都能进行。

站立时双足分开与肩同宽，两手臂放在身体两侧，指尖垂直向下。坐时两手掌放在两大腿上，掌心向下。目视前方，全身放松。抬头缓慢向上看天，要尽可能把颈伸长到最大幅度，就像长颈鹿伸长脖子吃树上的树叶那样，并将胸腹一起向上提，不能单纯做成抬头运动。将伸长的颈，慢慢向前向下运动，好似公鸡啼叫时那样，身体要保持正直，不能向前弯腰，也不能单纯做成低头动作。再缓慢向后缩颈。

每做一次连续动作约需1分钟。向上伸颈和向后缩颈都要挺胸收腹，结合每人不同情况，每天做数遍，重复数次。

28 创伤后颈椎病患者如何恢复生活自理能力

有些患者因创伤而诱发颈椎病，若治疗颈椎病未取得满意的疗效，肢体会失去正常功能。康复期应训练如何恢复生活自理能力，这种训练需根据具体环境不断重复，才能取得效果。有可能的话让患者参加家务劳动，如整理桌子、接听电话等，不但能减轻家庭负担，而且有利于患者调整精神状态。

当颈椎病患者肌肉萎缩时，应进行肌力训练。肌力训练包括肢体按摩及关节被动训练。步行训练和轮椅的使用是训练中较为重要的内容，下肢有部分肌力者应首先训练下肢肌力，包括直腿抬高、下肢负重抬举、伸屈活动等，下肢致残但上肢功能仍完好者或基本完好者，应根据其知识结构和爱好，学习某种技术和技能，修理、编织、打字等工作对部分患者来说仍能胜任，但应注意不宜长时间低头。

29 颈椎病患者如何做颈部功能训练

坚持颈部功能训练有利于颈部正常功能的维持和恢复。练习时可采用立位或坐位，两眼平视，站立时使双足分开与肩同宽，双手叉腰。

· 颈部前屈后伸

练习前先进行深呼吸，在吸气时颈部尽量前屈，下颏接近胸骨上缘，然后，在呼气时使颈部后伸至最大限度。

· 颈部侧屈

在深呼吸下进行，吸气时头向左偏，呼气时头还原，然后在深吸气时头向右偏，呼气时头还原。

· 颈部伸展

在深吸气时头颈尽量伸向左前方，在呼气时头还原；然后在深吸气时头颈尽量伸向右前方，在呼气时头颈还原。

以上三组动作均做 7 次或 8 次。

· 颈部旋转

头先向左侧旋转，继而向右侧旋转，反复 2 次或 3 次，最后头颈部做大绕环，先向左侧绕环，再向右侧绕环。

30 颈椎病患者如何进行倒走和侧走锻炼

倒走或侧走可弥补前行的不足，给予不经常活动的肌肉以新的刺激，促进人体平衡，尤其是对颈椎病、慢性腰腿痛有很好的保健作用。在进行倒走和侧走时，要掌握科学的方法。

倒走中有快倒走和慢倒走。每位患者或中老年朋友可根据自己的身体情况和场地条件选择一种，循序渐进。方法如下。

（1）倒走前，应做 3 ~ 5 分钟的准备活动。

（2）倒走时，立位，抬头挺胸，目视前方，两臂下垂，两手握拳（四指包住拇指），轻轻前后挥动，腿伸直，膝关节不能弯曲，向后反走，每次走 300 米左右，每天早晚各 1 次。

（3）倒走结束后，两腿分开站立，闭目，全身放松，两手握拳在背后，左右交替捶击肾俞穴 3 ~ 5 分钟。

侧行中有左侧行和右侧行，更益于身体状况较差的老年人进行。每次走 10 分钟即可。

很多老年人在锻炼身体的时候常做倒走和侧走运动，但不少人并没有掌握要领，只是简单倒着往后走，这样达不到应有的锻炼效果。我们平时做事也好，运动也好，大部分时间脊椎是前弯的，经年累月，容易使脊椎劳损或变形。倒走和侧走运动则是适度地把脊椎往后“扳一扳”。锻炼时要掌握三个要领。

（1）脖子往后，带动头部稍仰。

（2）两手下垂，带动两肩后倾。

（3）倒走时，双膝要挺直，一定不能弯曲，这是关键，这样才能使力作用在脊椎上。

另外，注意地面要平整，以防倒走时绊倒，最好在自己熟悉的路面上做这项运动。

31 赤足走、伸懒腰好处多

足底是人体生命活动的一个反射区，人体的组织器官在足底都有自己特有的反射区。赤足走路，由于人体重力作用，足底与地面摩擦，可以对足底各反射区起到按摩作用，调节整体功能，达到强身健体的作用。

对于上肢和躯干乃至全身肌肉，伸懒腰都可起到一种反向牵拉，使全身肌肉得到舒展、放松。

32 长久伏案工作者如何做颈部放松运动

长久伏案工作的人，一天工作下来，颈、肩、背部往往会酸胀、疼痛。他们往往因为繁忙而无暇锻炼，日复一日，年复一年，颈椎病就会“找上门来”。因此，伏案工作的人，为了更好工作，也为了身体健康，每日可利用工间休息时间，花上10～20分钟，放松一下。

在办公场所，除了可练颈部哑铃操和徒手体操外，还可利用办公室内的一些物品，进行颈部放松活动。如取站立位，两肩慢慢紧缩（夹肩）3～5秒钟，然后两肩向上，坚持3～5秒钟，重复6～8次，以放松背部肌肉；接着进行头颈部各方向的转动，重复数次，以放松颈部。另外，可坐在椅子上，对头颈部进行自我按摩。亦可利用两张办公桌，两手撑着桌面，两足腾空，两手支撑全身，头往后仰，坚持5秒钟左右，重复3～5次。

上述动作可根据需要及个人情况自行掌握，一般每日可进行1次或2次，尤其是在工作繁忙且身体劳累的时候，在持续工作1～2小时后，可用上述方法放松一下疲劳的颈部。

33 颈椎病患者的饮食原则是什么

颈椎病多发于中老年人，是随着年龄的增长，肾气渐衰而发生的病症，不是一朝一夕的治疗就能完全治好的，缓解病症要有一个过程，要根据患者的特殊情况，制定长期的、适宜的食疗食谱。

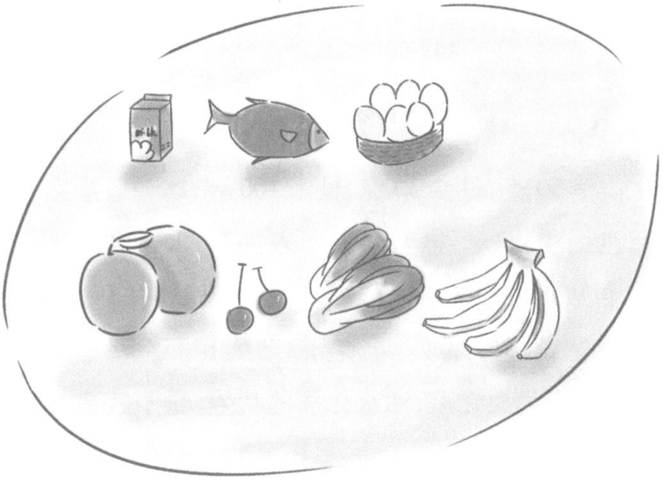

（1）颈椎病患者，平时要在食疗中选择清淡而富含蛋白质、维生素和微量元素的食物，特别要重视协调补充对钙吸收有特殊作用的维生素 D 以及微量元素锌、碘、磷，以促进人体骨组织的正常新陈代谢。

（2）在饮食调理中，要注意保护脾胃功能，餐饮要有规律，切实做到定时、适量；尽量避免辛辣、生冷、坚硬、肥腻之物。

（3）颈椎病患者在临床上女性多于男性，女性颈椎病患者常合并有更年期综合征，在食疗中应全面考虑，兼顾妇女养护的特点，配制合理的药膳菜肴。

（4）颈椎病患者的饮食原则应立足于本，补肾益肝，兼顾理气养血，祛风抗邪。可供选用配餐的食物与药食兼用的食材有很多，如猪肾、羊肉、羊肾、鳝鱼、鸽蛋、鸡蛋、鹌鹑蛋、小麦、芹菜、荠菜、黑豆、猪脑、蚌肉、甲鱼肉、牡蛎肉、刀豆、栗子、葡萄、樱桃、核桃仁、黑芝麻、白芝麻、桑葚、枸杞、五味子、覆盆子、茶叶、罗布麻、红枣、龙眼、荔枝、黑木耳、银耳等。

34 颈椎病患者的适宜食疗方有哪些

丹参山楂粥

【原料】生山楂50克，丹参30克，粳米100克，冰糖适量。

【方法】将生山楂、丹参洗净，将丹参入锅，加水适量，用小火煎煮40分钟，除渣取汁。再放山楂片与淘净的粳米，加水适量，先用大火煮沸，再用小火熬煮成粥，后加冰糖调匀即成。早晚分2次食用。

【功效】本方具有活血化瘀、通经止痛的功效，适于气滞血瘀型颈椎病患者食用。

白参枣粥

【原料】白参3克，大枣10个，粳米50克，白糖适量。

【方法】将白参粉碎成细粉，备用。将粳米用水淘洗干净，将大枣洗干净去核，将粳米、大枣肉放入锅中加适量水，用大火烧沸，再改小火煮熬成粥。粥成后调入白参粉及白糖即成。早晚分2次食用。

【功效】本方具有补益气血的功效，适于气血不足型颈椎病患者食用。

参莲杞子粥

【原料】党参20克，莲子50克，枸杞15克，粳米50克。

【方法】将莲子用温水浸泡，剥去皮，将粳米、党参、枸杞淘洗干净，将全部原料放入锅中，加水适量，用大火烧沸，改小火煮成稠粥，加入冰糖融化即成。早晚分2次食用。

【功效】本方具有益气养血的功效，适于气血不足型颈椎病患者食用。

黄芪桂圆粥

【原料】黄芪20克，桂圆20克，粳米50克，白糖适量。

【方法】将黄芪切片，置锅中加水500毫升，煎取汁。将粳米用水洗净，取黄芪汁加适量水煮沸，放入桂圆同煮成粥后加适量白糖即可。早晚分2次食用。

【功效】本方具有气血双补的功效，适于年老体弱、气血不足的颈椎病患者食用。

桃仁葛根粉

【原料】桃仁150克，葛根120克。

【方法】将桃仁晒干，研为细粉。将葛根洗净，切片，晒干，研为细粉，与桃仁粉混合均匀后装瓶备用。食用时加少量开水调成糊状，兑入适量白糖吞服，每日2次，每次10克。

【功效】本方具有活血化瘀、舒筋通络的功效，适用于气滞血瘀型颈椎病患者。

当归川芎茶叶蛋

【原料】当归15克，川芎15克，茴香10克，红茶10克，鸡蛋10只，精盐、味精、酱油各适量。

【方法】将鸡蛋洗净，入锅加水煮熟，捞出后将鸡蛋壳打碎，入锅，加当归、川芎、茴香、红茶、酱油、精盐、味精，大火烧沸后改用小火煨煮 30 分钟，再浸泡 1 夜，次日烧沸后即成。佐餐当菜或当点心食用。

【功效】本方具有补气养血、活血化瘀、温经通络的功效，适用于气血不足兼有瘀血阻滞之颈椎病患者。

桃仁鸡丁

【原料】桃仁 15 克，鸡丁 100 克，菜椒 2 个，料酒、植物油、精盐、味精、水淀粉各适量。

【方法】将桃仁入油锅氽至微黄，捞出备用。将菜椒去籽，洗净后切块。起油锅，放入桃仁、鸡丁翻炒片刻，加料酒、清水、精盐，翻炒至鸡丁五成熟，倒入菜椒块，继续翻炒至将熟，调入水淀粉、味精等，勾芡即成。佐餐食用。

【功效】本方具有补血活血的功效，适用于血虚、瘀血阻滞引起的颈椎病。

羊骨虾皮汤

【原料】羊胫骨 500 克，虾皮 20 克，精盐、黄酒、葱段、生姜、醋各适量。

【方法】将羊胫骨洗净敲碎，与虾皮一同放入砂锅中，加水、黄酒、葱段、生姜、醋各适量，用旺火煮沸后转用小火炖煮 2 小时左右，加精盐调味即成。佐餐食用。

【功效】本方具有补肾健脾、强筋壮骨的功效，适用于痹证型兼有肾阳虚衰的颈椎病患者。

羊肉五子汤

【原料】羊肉 250 克，枸杞、桑葚、女贞子、菟丝子、莲子各 10 克，精盐、味精、料酒各适量。

【方法】将以上原料洗净，女贞子、菟丝子用纱布包好，羊肉切片，入锅煸炒后放入砂锅内，将枸杞、桑葚、莲子与女贞子、菟丝子药袋一同放入锅内，加水适量，先用大火煮沸后，改用小火煮40分钟，将菟丝子、女贞子纱布包取出，加其他配料即可。佐餐吃肉饮汤。

【功效】本方具有补益肝肾的功效，适用于肝肾亏虚型颈椎病引起的肌肉痿软、腰膝酸软等。

附录

颈椎病防治常用穴位表

LU5 尺　泽　Chǐ zé

临床常用穴。

【取穴】在肘横纹中，肱二头肌腱桡侧凹陷中。

【主治】感冒，咽喉肿痛，咳嗽，哮喘，咯血，胸膜炎，乳腺炎，肘关节劳损，腹痛吐泻。

【刺灸】直刺 0.5 ~ 1.0 寸；可灸。

LU7 列　缺　Liè quē

临床常用穴。

【取穴】在前臂桡侧缘，桡骨茎突上方，腕横纹上 1.5 寸，当肱桡肌与拇长伸肌腱之间。简易取穴：以两手虎口相交，一手食指压在另一手桡骨茎突上，食指尖所指凹陷处即是本穴。

【主治】头痛，项强，三叉神经痛，面神经炎，咽喉肿痛，扁桃体炎，荨麻疹，中风后遗症。

【刺灸】向肘或腕部斜刺 0.5 ~ 0.8 寸；可灸。

LU10 鱼　际 Yú jì

临床常用穴。

【取穴】在拇指本节(第 1 掌指关节)后凹陷处,约当第 1 掌骨中点桡侧、赤白肉际处。

【主治】感冒,咳嗽,哮喘,咯血,咽喉肿痛,失音,肺炎,乳腺炎,神经症。

【刺灸】直刺 0.5 ~0.8 寸;可灸。

LI4 合　谷 Hé gǔ

临床常用穴。

【取穴】在手背,第 1、2 掌骨间,当第 2 掌骨桡侧中点处。

【主治】外感发热,结膜炎,角膜炎,鼻炎,鼻窦炎,鼻出血(鼻衄),牙周炎,龋齿,口腔炎,扁桃体炎,咽喉炎,面神经炎,三叉神经痛,上肢关节痛,半身不遂,神经症,精神病,晕动病,失语症,闭经,滞产,皮肤病,小儿惊风。

【刺灸】直刺 0.5 ~1.0 寸;可灸;孕妇禁针。

LI5 阳　溪 Yáng xī

临床常用穴。

【取穴】在腕背横纹桡侧,拇指上翘时,当拇短伸肌腱、拇长伸肌腱之间凹陷处。

【主治】头痛,牙痛,耳聋,耳鸣,咽喉肿痛,面神经炎,腕关节炎与腱鞘炎,癫痫,癔症,精神病。

【刺灸】直刺 0.3 ~0.5 寸;可灸。

LI10 手三里 Shǒu sān lǐ

临床常用穴。

【取穴】在前臂背面桡侧，当阳池与曲池连线上，肘横纹下2寸。

【主治】齿痛颊肿，感冒，面神经炎，中风偏瘫，肘关节炎与劳损，乳腺炎，肠炎，高血压病。

【刺灸】直刺0.5~1.0寸；可灸。

LI11 曲　池 Qū chí

临床常用穴。

【取穴】在肘横纹外侧端，屈肘，当尺泽与肱骨外上髁连线的中点。

【主治】热病，高血压病，眼、耳、鼻、喉炎症，颌下淋巴结炎，颜面疖肿，臂丛神经痛，肩周炎，肱骨外上髁炎，肘关节炎与劳损，中风偏瘫，皮肤病，过敏性疾病，月经病。

【刺灸】直刺0.5~1.5寸；可灸。

LI14 臂　臑 Bì nào

临床常用穴。

【取穴】在上臂外侧，三角肌止点处，当曲池与肩髃连线上，曲池上7寸。

【主治】结膜炎，角膜炎，屈光不正，色弱，肩周炎，肩臂痛，中风偏瘫，甲状腺肿。

【刺灸】直刺0.5~1.0寸；可灸。

LI15 肩　髃 Jiān yú

临床常用穴。

【取穴】在肩部，三角肌上，臂外展或向前平伸时，当肩峰前下方凹陷处。

【主治】肩臂痛，颈项强痛，肩周炎，偏瘫。

【刺灸】直刺 0.5～1.0 寸；可灸。

ST8 头 维 Tóu wéi

临床常用穴。

【取穴】在头侧部，当额角发际上 0.5 寸，头正中线旁开 4.5 寸。简易取穴：咬牙时，该处可见一肌肉隆起。

【主治】头痛，头晕，三叉神经痛，晕动病，眼病，眼睑痉挛，面神经炎。

【刺灸】平刺 0.5～1.0 寸；禁灸。

ST12 缺 盆 Quē pén

临床常用穴。

【取穴】在锁骨上窝中央，距前正中线 4 寸。

【主治】咽喉肿痛，支气管炎，胸膜炎，哮喘，肋间神经痛。

【刺灸】直刺 0.3～0.5 寸；可灸。

ST36 足三里 Zú sān lǐ

临床常用穴。

【取穴】屈膝，当犊鼻下 3 寸，距胫骨前缘一横指（中指）。

【主治】胃痛、腹胀、腹泻、呕吐、便秘、消化不良、胃酸缺乏、下痢等消化系统疾病；头晕、耳鸣、心悸、气短、失眠、癫痫、精神病、高血压、脑卒中（中风）等神经、精神及心脑血管疾病；月经不调、痛经、不孕、产后血晕、乳腺炎等妇产科疾病；脚气、水肿、痹痛、下肢瘫痪等病。

【刺灸】直刺 1.0～2.5 寸；可灸。

ST38 条　口 Tiáo kǒu

【取穴】在小腿前外侧，当犊鼻下8寸，距胫骨前缘一横指(中指)。

【主治】小腿冷痛，下肢麻木，下肢瘫痪，肩痛。

【刺灸】直刺1.0~1.5寸；可灸。

ST40 丰　隆 Fēng lóng

临床常用穴。

【取穴】在小腿前外侧，当外踝尖上8寸，条口外侧，距胫骨前缘二横指(中指)。

【主治】咳嗽，哮喘，痰多，咽喉肿痛，头痛，眩晕，癔症，癫痫，精神病，小腿酸痛、麻木，下肢瘫痪。

【刺灸】直刺1.0~1.5寸；可灸。

ST44 内　庭 Nèi tíng

【取穴】在足背，当第2、3趾间，趾蹼缘后方赤白肉际处。

【主治】胃痛，腹胀，腹泻，便秘，牙痛，面神经炎，咽喉肿痛，鼻出血(鼻衄)，热病，足背肿痛。

【刺灸】直刺0.3~0.5寸；可灸。

SP4 公　孙 Gōng sūn

临床常用穴。

【取穴】在足内侧缘，当第1跖骨基底部的前下方。

【主治】胃痛，腹胀，胁痛，消化不良，呕吐，腹泻，便秘，痢疾，疟疾，脚气，神经衰弱，精神病，痔疮，热病。

【刺灸】直刺0.5～1.0寸；可灸。

SP6 三阴交 Sān yīn jiāo

临床常用穴。

【取穴】在小腿内侧，当内踝尖上3寸，胫骨内侧缘后方。

【主治】脾胃虚弱，消化不良，腹胀肠鸣，腹泻，月经不调，崩漏，带下，闭经，子宫脱垂，难产，产后血晕，恶露不行，遗精，阳痿，水肿，小便不利，遗尿，痹痛，脚气，失眠，湿疹，荨麻疹，神经性皮炎，高血压病。

【刺灸】直刺0.8～1.5寸，可透刺悬钟，亦可向下斜刺；可灸。

HT1 极　泉 Jí quán

【取穴】在腋窝顶点，腋动脉搏动处。

【主治】胸胁痛，心痛，心悸气短，肘臂痛。

【刺灸】直刺0.3～0.5寸，避开动脉。

HT3 少　海 Shào hǎi

临床常用穴。

【取穴】屈肘，在肘横纹内侧端与肱骨内上髁连线的中点处。

【主治】头痛，眩晕，健忘，手颤，癔症，癫痫，精神病，尺神经痛或麻痹，上肢不能上举。

【刺灸】直刺0.5～1.0寸；可灸。

HT5 通　里 Tōng lǐ

临床常用穴。

【取穴】在前臂掌侧，当尺侧腕屈肌的桡侧缘，腕横纹上 1 寸。

【主治】心痛，神经衰弱，癔症，腕臂痛。

【刺灸】直刺 0.5～0.8 寸；可灸。

HT7 神　门　Shén mén

临床常用穴。

【取穴】在腕部，腕掌侧横纹尺侧端，尺侧腕屈肌腱的桡侧凹陷处。

【主治】心痛，心悸，神经衰弱，癔症。

【刺灸】直或斜刺 0.3～0.5 寸；可灸。

SI3 后　溪　Hòu xī

临床常用穴。

【取穴】在手掌尺侧，微握拳，当小指本节（第 5 掌指关节）后的远侧掌横纹头赤白肉际。

【主治】头项强痛，落枕，眼痛，目翳，耳聋，耳鸣，癔症，癫痫，精神病，热病，疟疾，腰背痛，肋间神经痛，肩臂痛。

【刺灸】微握拳，由尺侧沿掌骨前向掌心直刺 0.5～1.0 寸；可灸。

SI6 养　老　Yǎng lǎo

临床常用穴。

【取穴】在前臂背面尺侧，当尺骨小头近端桡侧凹陷中。

【主治】头痛，落枕，肩背痛，上肢关节痛，上肢瘫痪。

【刺灸】直刺或斜刺 0.5～1.0 寸；可灸。

SI8 小　海　Xiǎo hǎi

临床常用穴。

【取穴】在肘内侧,当尺骨鹰嘴与肱骨内上髁之间凹陷处。

【主治】耳聋,耳鸣,头痛,眩晕,龈炎,癫痫,精神病,颈项肩臂痛,手震颤,上肢瘫痪。

【刺灸】直刺0.5~0.8寸;可灸。

SI9 肩　贞　Jiān zhēn

临床常用穴。

【取穴】在肩关节后下方,臂内收时,腋后纹头上1寸(指寸)。

【主治】肩痛,手臂麻痛不能上举,耳聋,耳鸣,风湿痛,肩周炎。

【刺灸】直刺1.0~1.5寸;可灸。

SI10 臑　俞　Nào shū

【取穴】在肩部,当腋后纹头直上,肩胛冈下缘凹陷处。

【主治】肩胛痛,肩臂酸痛无力。

【刺灸】直刺1.0~1.5寸;可灸。

SI11 天　宗　Tiān zōng

临床常用穴。

【取穴】在肩胛部,当冈下窝中央凹陷处,与第4胸椎棘突相平。

【主治】肩胛痛,肘臂痛,风湿痛,上肢瘫痪。

【刺灸】直刺0.5~1.0寸;可灸。

SI12 秉　风　Bǐng fēng

【取穴】在肩胛部，冈上窝中央，天宗直上，举臂有凹陷处。

【主治】肩周炎，上肢酸麻疼痛。

【刺灸】直刺 0.5～1.0 寸；可灸。

SI13 曲　垣　Qū yuán

【取穴】在肩胛部，冈上窝内侧端，当臑俞与第 2 胸椎棘突连线的中点处。

【主治】肩周炎，肩臂麻木，拘挛。

【刺灸】直刺 0.5 寸，或斜刺 0.5～1.0 寸；可灸。

SI14 肩外俞　Jiān wài shū

临床常用穴。

【取穴】在背部，当第 1 胸椎棘突下，旁开 3 寸。

【主治】颈项强痛，肩胛痛，肩臂痛。

【刺灸】直刺或斜刺 0.5～0.8 寸；可灸。

SI15 肩中俞　Jiān zhōng shū

【取穴】在背部，当第 7 颈椎棘突下，旁开 2 寸。

【主治】肩背痛，落枕，支气管炎，哮喘。

【刺灸】直刺或斜刺 0.5～0.8 寸；可灸。

BL1 睛　明　Jīng míng

临床常用穴。

【取穴】在面部,目内眦角稍上方凹陷处。

【主治】结膜炎,泪囊炎,屈光不正,视神经炎,视神经萎缩,视网膜炎,白内障,青光眼。

【刺灸】嘱患者闭目,医者以左手食指将眼球推向外侧方固定,针沿眶内侧壁边缘,指向眶尖直刺0.3~0.5寸,有经验的医家在需要时刺入0.5~1.0寸。禁提插、捻转,出针后压迫局部止血,避免损伤血管神经;禁灸。

BL5 五　处　Wǔ chù

【取穴】在头部,当前发际正中直上1寸,旁开1.5寸。

【主治】头痛,眩晕,小儿惊风,癫痫。

【刺灸】斜刺0.3~0.5寸;禁灸。

BL6 承　光　Chéng guāng

【取穴】在头部,当前发际正中直上2.5寸,旁开1.5寸。

【主治】头痛,眩晕,呕吐,视力减退,鼻塞,流涕,热病无汗。

【刺灸】斜刺0.3~0.5寸;禁灸。

BL7 通　天　Tōng tiān

临床常用穴。

【取穴】在头部,当前发际正中直上4寸,旁开1.5寸。

【主治】头顶痛,眩晕,面神经炎,鼻炎,鼻窦炎。

【刺灸】平刺或斜刺0.3~0.5寸;禁灸。

BL10 天　柱　Tiān zhù

临床常用穴。

【取穴】在项部，大筋（斜方肌）外缘之后发际凹陷中，约当后发际正中旁开1.3寸。

【主治】头痛，项强，眩晕，目赤肿痛，鼻塞，咽喉肿痛，肩背痛，神经衰弱，癔症，惊厥，热病。

【刺灸】向内斜刺0.5～1.0寸；可灸。

BL11 大　杼　Dà zhù

临床常用穴。

【取穴】在背部，当第1胸椎棘突下，旁开1.5寸。

【主治】头痛，项强，鼻塞，发热，咽喉肿痛，颈项强痛，肩背痛。

【刺灸】向内斜刺0.5～1.0寸；可灸。

BL12 风　门　Fēng mén

临床常用穴。

【取穴】在背部，当第2胸椎棘突下，旁开1.5寸。

【主治】头痛项强，感冒，咳嗽，哮喘，胸背疼痛，荨麻疹。

【刺灸】向内斜刺0.5～1.0寸；可灸。

BL13 肺　俞　Fèi shū

临床常用穴。

【取穴】在背部，当第3胸椎棘突下，旁开1.5寸。

【主治】支气管炎，支气管哮喘，肺炎，肺结核，胸膜炎，感冒，荨麻疹，肩背痛。

【刺灸】向内斜刺0.5～1.0寸；可灸。

BL14 厥阴俞 Jué yīn shū

【取穴】在背部,当第 4 胸椎棘突下,旁开 1.5 寸。

【主治】胸胁痛,胸郁闷,心痛,心悸,咳嗽,呕吐,神经衰弱。

【刺灸】向内斜刺 0.5 ~1.0 寸;可灸。

BL15 心　俞 Xīn shū

临床常用穴。

【取穴】在背部,当第 5 胸椎棘突下,旁开 1.5 寸。

【主治】心痛,心悸,心律不齐,神经衰弱,癔症,癫痫,精神病,咳嗽,哮喘,胸背痛。

【刺灸】向内斜刺 0.5 ~1.0 寸;可灸。

BL17 膈　俞 Gé shū

临床常用穴。

【取穴】在背部,当第 7 胸椎棘突下,旁开 1.5 寸。

【主治】吐血,衄血,便血,尿血,瘀血,贫血,食欲不振,胃脘胀痛,呃逆,呕吐,咳嗽,哮喘,潮热,盗汗。

【刺灸】向内斜刺 0.5 ~1.0 寸;可灸。

BL38 膏　肓 Gāo huāng

临床常用穴。

【取穴】在背部,当第 4 胸椎棘突下,旁开 3 寸。

【主治】肺结核,胸膜炎,咳嗽,哮喘,神经衰弱,久病体虚等。

【刺灸】斜刺 0.5 ~0.8 寸;可灸。

BL60 昆　仑　Kūn lún

临床常用穴。

【取穴】在足部外踝后方,当外踝尖与跟腱之间凹陷处。

【主治】头痛,眩晕,项强,腰背痛,坐骨神经痛,足跟痛,下肢瘫痪,鼻出血(鼻衄),癫痫,疟疾,难产。

【刺灸】直刺0.5~0.8寸;可灸。

BL62 申　脉　Shēn mài

临床常用穴。

【取穴】在足外侧,外踝直下方凹陷中。

【主治】头痛,眩晕,癔症,癫痫,精神病,腰腿痛,踝关节痛。

【刺灸】直刺0.3~0.5寸;可灸。

BL64 京　骨　Jīng gǔ

【取穴】在足外侧,第5跖骨粗隆下方,赤白肉际处。

【主治】头痛,项强,癫痫,腰腿痛。

【刺灸】直刺0.3~0.5寸;可灸。

BL65 束　骨　Shù gǔ

【取穴】在足外侧,足小趾本节(第5跖趾关节)的后方,赤白肉际处。

【主治】头痛,项强,眩晕,腰腿痛,癫痫,身热目黄。

【刺灸】直刺0.3~0.5寸;可灸。

BL66 足通谷 Zú tōng gǔ

【取穴】在足外侧,足小趾本节(第5跖趾关节)的前方,赤白肉际处。

【主治】头痛,项强,眩晕,鼻出血(鼻衄),癫痫,精神病,足趾痛。

【刺灸】直刺0.3~0.5寸;可灸。

KI1 涌 泉 Yǒng quán

临床常用穴。

【取穴】在足底部,蜷足时足前部凹陷处,约当足底第2、3趾趾缝纹头端与足跟中点连线的前1/3与后2/3交点处。

【主治】头顶痛,眩晕,小儿惊风,癔症,癫痫,休克,高血压病,咽喉痛,足心热。

【刺灸】直刺0.5~1.0寸;可灸。

KI3 太 溪 Tài xī

临床常用穴。

【取穴】在足内侧,内踝后方,当内踝尖与跟腱之间凹陷处。

【主治】失眠,健忘,耳鸣,耳聋,咽痛,咳嗽,哮喘,咯血,胸痛,月经不调,阳痿,腰痛,内踝肿痛。

【刺灸】直刺0.5~0.8寸;可灸。

KI6 照 海 Zhào hǎi

临床常用穴。

【取穴】在足内侧,内踝尖下方凹陷处。

【主治】月经不调,痛经,阴痒,子宫脱垂,尿路感染,慢性咽炎,便秘,失眠，癫痫。

【刺灸】直刺0.5～1.0寸；可灸。

PC3 曲　泽　Qū zé

临床常用穴。

【取穴】在肘横纹中，当肱二头肌腱的尺侧缘。

【主治】心悸，心痛，热病烦躁，咳喘，胃痛，呕吐，口干，肘臂痛，手臂震颤。

【刺灸】直刺0.8～1.0寸；可灸。

【处方例】心绞痛者，配内关；手臂震颤者，配太冲、肝俞、神门。

PC6 内　关　Nèi guān

临床常用穴。

【取穴】在前臂掌侧，当曲泽与大陵连线上，腕横纹上2寸，掌长肌腱与桡侧腕屈肌腱之间。

【主治】心悸，怔忡，心痛，心肌炎，神经衰弱，癔症，精神病，小儿惊风，呃逆，恶心，呕吐，胃痛，咳喘。

【刺灸】直刺0.5～1.0寸，透刺外关；可灸。

PC7 大　陵　Dà líng

临床常用穴。

【取穴】在腕横纹的中点处，当掌长肌腱与桡侧腕屈肌腱之间。

【主治】心痛，心悸，神经衰弱，癔症，癫痫，精神病，胃痛，呕吐，腕关节痛。

【刺灸】直刺0.3～0.5寸；可灸。

【刺灸】直刺0.5~1.0寸,透刺外关;可灸。

SJ4 阳　池　Yáng chí

临床常用穴。

【取穴】在腕背横纹中,当指伸肌腱的尺侧缘凹陷处。

【主治】腕痛,肩臂痛,疟疾,糖尿病。

【刺灸】直刺0.3~0.5寸;可灸。

SJ5 外　关　Wài guān

临床常用穴。

【取穴】在前臂背侧,当阳池与肘尖的连线上,腕背横纹上2寸,尺骨与桡骨之间。

【主治】发热,头痛,上肢痛,麻木,瘫痪,耳聋,耳鸣,目赤,项强,胁痛,臂、肘、腕、指痛,手颤,肺炎,腮腺炎。

【刺灸】直刺0.5~1.0寸;可灸。

SJ6 支　沟　Zhī gōu

临床常用穴。

【取穴】在前臂背侧,当阳池与肘尖的连线上,腕背横纹上3寸,尺骨与桡骨之间。

【主治】发热,耳鸣,耳聋,声嘶,失音,便秘,胁肋痛,肩臂痛。

【刺灸】直刺0.5~1.0寸;可灸。

SJ14 肩　髎　Jiān liáo

临床常用穴。

【取穴】在肩部三角肌区，肩峰角与肱骨大结节两骨间凹陷中。

【主治】肩周炎，上臂痛，上肢瘫痪。

【刺灸】直刺 1.0～1.2 寸；可灸。

SJ17 翳　风　Yì fēng

临床常用穴。

【取穴】在耳垂后方，当乳突与下颌角之间凹陷处。

【主治】耳聋，耳鸣，面神经炎，齿痛，腮腺炎，颈淋巴结结核。

【刺灸】直刺 0.5～1.0 寸；可灸。

SJ20 角　孙　Jiǎo sūn

【取穴】在头部，折耳郭向前，当耳尖直上入发际处。

【主治】偏头痛，耳郭肿痛，结膜炎，角膜炎，牙痛，项强。

【刺灸】平刺 0.3～0.5 寸；可灸。

GB8 率　谷　Shuài gǔ

【取穴】在头部，当耳尖直上入发际 1.5 寸，角孙直上方。

【主治】偏头痛，眩晕，呕吐，小儿慢惊风。

【刺灸】平刺 0.5～0.8 寸；可灸。

GB12 完　骨　Wán gǔ

【取穴】在头部，当耳后乳突的后下方凹陷处。

【主治】头痛，失眠，颈项痛，耳鸣，面瘫，癫痫。

【刺灸】斜刺 0.5～0.8 寸；可灸。

GB14 阳　白　Yáng bái

【取穴】在前额部，当瞳孔直上，眉上1寸。

【主治】前额痛，眼病，眩晕，面瘫。

【刺灸】平刺0.5～0.8寸；可灸。

GB20 风　池　Fēng chí

【取穴】在项部，当枕骨之下，与风府相平，胸锁乳突肌与斜方肌上端之间的凹陷处。

【主治】头痛，眩晕，项强，感冒，鼻炎，鼻窦炎，结膜炎，电光性眼炎，屈光不正，青光眼，视神经炎，视神经萎缩，癫痫，神经衰弱，精神病，高血压病。

【刺灸】针尖微下，向鼻尖方向斜刺0.8～1.2寸，或平刺透风府；可灸。

GB21 肩　井　Jiān jǐng

临床常用穴。

【取穴】在肩胛区，第7颈椎棘突与肩峰最外侧连线中点。

【主治】肩周炎，颈椎病，落枕，乳痛，乳汁不足，滞产，高血压病，偏瘫，功能性子宫出血，淋巴结结核。

【刺灸】直刺0.5～0.8寸，不可深刺，孕妇禁针；可灸。

GB39 悬　钟　Xuán zhōng

临床常用穴。

【取穴】在小腿外侧，外踝尖上3寸，腓骨前缘。

【主治】偏瘫，足膝痛，麻木，头痛，胁痛，落枕，颈椎病。

【刺灸】直刺1.0～1.5寸；可灸。

GB40 丘　墟　Qiū xū

临床常用穴。

【取穴】在足外踝前下方，当趾长伸肌腱的外侧凹陷处。

【主治】偏头痛，颈项痛，胸胁痛，腋下肿痛，腰腿痛，转筋，足跟痛，疟疾。

【刺灸】直刺0.5～1.0寸；可灸。

GB41 足临泣　Zú lín qì

临床常用穴。

【取穴】在足背外侧，当足4趾本节（第4跖趾关节）的后方，小趾伸肌腱的外侧凹陷处。

【主治】头痛，眩晕，胁痛，足跗痛，乳腺炎，淋巴结结核，疟疾，月经不调。

【刺灸】直刺0.5～0.8寸；可灸。

LR2 行　间　Xíng jiān

临床常用穴。

【取穴】在足背部，当第1、2趾间，趾蹼缘的后方赤白肉际处。

【主治】头顶痛，眩晕，结膜炎，青光眼，夜盲症，失眠，神经症，癫痫，肋间神经痛，小儿惊风，月经过多，泌尿系感染，疝气，高血压病，糖尿病。

【刺灸】直刺0.5～0.8寸；可灸。

LR3 太　冲　Tài chōng

临床常用穴。

【取穴】在足背部，当第1跖骨间隙的后方（近端）凹陷处。

【主治】月经不调，功能性子宫出血，闭经，滞产，子宫脱垂，遗精，遗尿，小便不利，黄疸，肝炎，头痛，眩晕，结膜炎，青光眼，耳鸣，耳聋，面瘫，咽喉肿痛，胁痛，膝踝痛，泻痢，疝气，小儿惊风，癫痫，精神病，乳腺炎，高血压病。

【刺灸】直刺0.5~0.8寸；可灸。

DU14 大 椎 Dà zhuī

临床常用穴。

【取穴】在后正中线上，第7颈椎棘突下凹陷中。

【主治】发热，感冒，咳喘，疟疾，颈椎病，癫痫，精神病，小儿惊风，脑发育不全，脑炎后遗症，贫血。

【刺灸】稍向上斜刺0.5~1.0寸；可灸。

DU16 风 府 Fēng fǔ

临床常用穴。

【取穴】在项部，当后发际直上1寸，枕外隆凸直下，两侧斜方肌之间凹陷中。

【主治】头痛，感冒，眩晕，颈椎病，脑发育不全，脑炎后遗症，脑性瘫痪，癔症，癫痫，精神病。

【刺灸】直刺或稍向下斜刺0.5~1.0寸，禁向前上深刺、提插、捻转，手法宜谨慎，深部为小脑延髓池、小脑，注意防止损伤；禁灸。

DU20 百 会 Bǎi huì

临床常用穴。

【取穴】在头部，当前发际正中直上5寸。简易取穴：两耳尖连线的中点处。

【主治】头痛，眩晕，鼻塞，耳鸣，惊悸，失眠，健忘，昏厥，癔症，癫痫，精神病，中风，脱肛，子宫脱垂，休克，虚脱，高血压病。

【刺灸】平刺0.5～0.8寸；可灸。

DU23 上　星　Shàng xīng

临床常用穴。

【取穴】在头部，当前发际正中直上1寸。

【主治】前头痛，眩晕，鼻炎，鼻窦炎，结膜炎，角膜炎，癔症，癫痫，精神病，高血压病，脑卒中（中风）。

【刺灸】平刺0.3～0.5寸；可灸。

DU24 神　庭　Shén tíng

【取穴】在头部，当前发际正中直上0.5寸。

【主治】头痛，眩晕，失眠，结膜炎，角膜炎，鼻出血（鼻衄），神经性呕吐，癫痫，精神病。

【刺灸】平刺0.3～0.5寸；可灸。

RN12 中　脘　Zhōng wǎn

临床常用穴。

【取穴】在上腹部，前正中线上，当脐中上4寸。

【主治】胃痛，腹胀，恶心，呕吐，吞酸，肠鸣，腹泻，痢疾，黄疸，消化不良，便秘，吐血，便血，哮喘，急慢性胃炎、肠炎，胃和十二指肠溃疡，肠梗阻，神经衰弱。

【刺灸】直刺0.8～1.2寸；可灸。

RN17 膻　中　Dàn zhōng

临床常用穴。

【取穴】在胸部,当前正中线上,平第4肋间,两乳头连线的中点。

【主治】咳嗽,哮喘,胸痛,心痛,乳汁不足,肋间神经痛,乳腺炎。

【刺灸】平刺0.5~1.0寸;可灸。

HN1 四神聪　Sì shén cōng

临床常用穴。

【取穴】在头顶部,当百会穴前后左右各1寸,共4穴。

【主治】头痛,眩晕,失眠,健忘,脑积水,大脑发育不全,偏瘫,癫痫,精神病,神经衰弱。

【刺灸】平刺0.5~0.8寸;可灸。

HN3 印　堂　Yìn táng

临床常用穴。

【取穴】在头部,两眉毛内侧端中间的凹陷中。

【主治】头痛,眩晕,眼病,鼻病,高血压病,小儿惊风,三叉神经痛。

【刺灸】平刺0.3~0.5寸;可灸。

HN4 鱼　腰　Yú yāo

临床常用穴。

【取穴】在头部,瞳孔直上,眉毛中。

【主治】眼病,眶上神经痛,面瘫,眼睑下垂,屈光不正,头痛,偏头痛。

【刺灸】平刺或斜刺0.3~0.5寸;禁灸。

HN5 太　阳　Tài yáng

临床常用穴。

【取穴】在头部，眉梢与目外眦之间，向后约一横指的凹陷中。

【主治】眩晕，偏头痛，面瘫，眼病，牙痛，三叉神经痛，视神经萎缩，眼睛疲劳。

【刺灸】直刺或斜刺0.3～1.0寸，或点刺出血；禁灸。